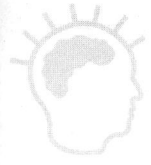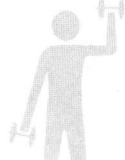

행복한 · 가정을 · 위한 · 전인건강 · 지침서

호스피스케어 실천론

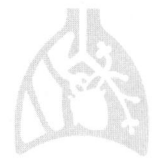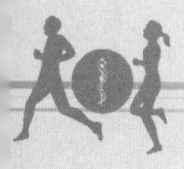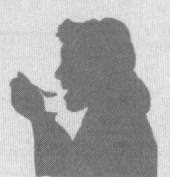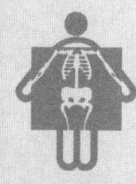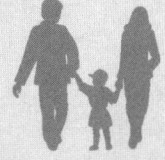

호스피스케어실천론

류종훈 · 설영익 · 박창환 · 박귀영 · 신귀화 공저

∥ 머리말 ∥

　호스피스케어는 신체적·정신적·영적결함 등의 장애문제로 인하여 일상생활에 어려움이 있어 죽음을 준비하며 누군가의 도움이 필요할 때 신체적 원조뿐만 아니라 심리·사회적 그리고 영적 원조를 통하여 호스피스 대상자 스스로가 남은 여생을 보람되게 영위하도록 도와주는 데 그 목적이 있다.
　호스피스케어봉사자들은 생명의 존엄함과 가치, 호스피스케어 윤리와 철학뿐만 아니라 전문적인 호스피스케어 이론과 기술을 습득하여야 한다. 호스피스케어서비스는 그것을 제공하는 인력에 따라 질적인 측면에 의해 좌우되기에 가정문제로 가족에게만 의탁할 수 없으며, 사회적으로 호스피스케어에 대한 전문적 지식과 기술을 겸비한 인적자원을 발굴하고 봉사자를 양성해 나가는 것이 요구된다. 따라서 훌륭한 전문인력을 양성하기 위해서는 그 목적에 부합하는 교과과정과 교재 개발이 선행되어야 한다.
　본 저자들은 이러한 목적을 염두에 두고 집필하였으며, 그 동안 다수의 호스피스 관련 교재들이 출간되었지만 본서는 특히 호스피스케어 이론과 실천현장에서 적용하기에 손색이 없도록 심혈을 기울였다. 또한 호스피스케어 관련 강의를 하시는 교수님들께서는 강의용 교재로 활용할 수 있다.

하지만 독자들이 보기에 기대에 부응하지 못한 부분도 있을 것이다. 이것은 전적으로 저자들의 책임으로 돌리고 부족한 부분은 계속 보완하고 연구해 나갈 것을 약속드린다. 독자들의 적극적인 조언과 지도편달이 호스피스케어복지를 더욱 풍요롭게 하는 자양분이 되리라 믿는다.

끝으로 어려운 여건에도 불구하고, 물심양면으로 격려와 관심을 가지고 본서「호스피스케어」를 출판해 주신 은혜출판사 장사경 사장님과 편집 디자인을 해 주신 이윤화 대리에게 고마움을 전하는 바이다.

2006년 8월 30일
저자 대표 류종훈

‖ 시작하는 글 ‖

호스피스케어

　현대 사회의 급격한 변동에 따른 가정문제는 가족구성원이 해결하기에는 많은 어려움이 있으므로 사회적인 도움이 필요한 인식으로 변화되고 있다. 이에 따라 지역사회 건강가정센터의 운영과 더불어 제도적 차원에서 호스피스케어를 재가복지 차원과 관련하면서 요양보호시스템 구축이 필요하고 호스피스케어의 중요성이 활발하게 제시되고 있다. 또한 가족 및 개인의 발달은 현재 건강하고 안정된 가족이라 할지라도 위기에 직면할 수 있기 때문에 잠재력 개발과 예방차원에서 구체적이고 체계적인 호스피스 가족 생활교육이 필요하다.

　호스피스 가족생활교육은 지식, 기술, 태도를 습득시켜서 가족의 건강문제를 해결하고 예방할 수 있는 잠재력을 키울 수 있도록 고안된 의도적인 호스피스 교육활동이며, 자원봉사를 향한 평생교육적인 특성을 갖는 사회교육의 한 영역이라고 할 수 있다.

현대사회에서는 과거 어느 때보다도 호스피스 가족생활교육을 통하여 죽음을 준비하고 성공적인 노후를 마감 하도록 정보 활용과 문제해결 능력, 스트레스 대처능력을 기르는 일과 감성관리와 생명윤리 및 도덕성, 가족원 간의 적응과 협상, 의사소통을 원활하게 하여 가정의 행복을 꾀하고자 하는 데 있다.

c·o·n·t·e·n·t·s

머리말 _ 6
시작하는 글 _ 8

제 1 장 _ 노인의 건강관리와 식생활

1절 노인의 식생활 _ 21
1. 영양소 _ 21
2. 식품 _ 23
3. 식생활 관리요령 _ 23

2절 노인의 식사지침 _ 27
1. 다양한 음식물 섭취 _ 27
2. 규칙적인 식생활 _ 28
3. 정상체중 유지 _ 28
4. 단백질 섭취 _ 29
5. 편안하고 즐거운 식사 _ 29
6. 우유 및 유제품 식사 _ 30
7. 싱거운 음식 _ 30
8. 술, 담배, 카페인 음료 절제 _ 31

3절 노후생활을 위한 운동과 휴식 _ 32
1. 운동 _ 32
2. 운동의 종류 _ 33

4절 휴식과 불면증 _ 41
1. 휴식 _ 41
2. 불면증 _ 42

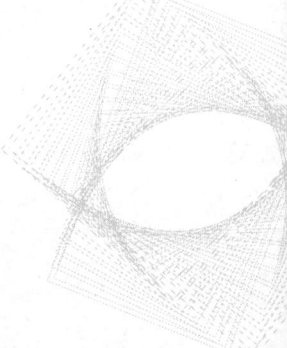

제 2 장 _ 노인병과 치료

1절 고혈압 _ 47
- 1. 원인 _ 48
- 2. 증상 및 예방 _ 49
- 3. 고혈압의 치료 _ 50

2절 당뇨병 _ 54
- 1. 원인 _ 54
- 2. 증상 및 예방 _ 55
- 3. 당뇨병의 치료 _ 55

3절 퇴행성관절염 _ 57
- 1. 원인 및 증상 _ 57
- 2. 퇴행성관절염의 치료 _ 58

4절 만성 폐쇄성 폐질환 _ 60
- 1. 원인 및 증상 _ 60
- 2. 폐쇄성 폐질환의 치료 _ 60
- 3. 폐 재활 _ 61

제 3 장 _ 노년기 우울증과 심리상태

1절 노년기 우울증의 이해 _ 65
- 1. 노년기의 기본적 특성 이해 _ 65
- 2. 노년기 심리의 생리적, 병리적 기초 _ 69
- 3. 정신장애 _ 74
- 4. 기분(정동)장애 _ 76
- 5. 불안장애 _ 77
- 6. 우울증의 증상 _ 80

2절 노년기 우울증의 원인과 치료 _ 81
    1. 생물학적, 의학적 요인 _ 82
    2. 사회적 요인 _ 82
    3. 심리적, 성격적 요인 _ 83
    4. 노년기 우울증의 치료 및 예방 _ 84

제 4 장 _ 케어복지학의 이해

1절 케어복지학의 이해 _ 89
    1. 케어복지의 필요성 _ 89
    2. 케에복지의 영역 _ 102
    3. 케어복지의 구성요소 _ 104

2절 케어복지와 케어복지사의 이해 _ 108
    1. 케어복지와 케어복지사의 이해 _ 108
    2. 케어복지의 실천분야론 _ 113

3절 케어복지서비스의 실천 장소 _ 134
    1. 재가케어서비스 _ 134
    2. 시설케어서비스 _ 135

제 5 장 _ 스트레스와 대처방안

1절 스트레스의 정의와 원인 _ 147
    1. 스트레스의 정의 _ 147
    2. 스트레스의 원인 _ 149

2절 스트레스의 증상 _ 154
    1. 신체적, 생리적 반응 _ 154
    2. 심리적 반응 _ 155

3절 연령에 따른 스트레스 _ 157
    1. 유아기 _ 157
    2. 유아기 후기-학령기 _ 158
    3. 사춘기 _ 159
    4. 청년기 _ 160
    5. 성인기 _ 160
    6. 중·장년기 _ 161
    7. 성격요인 _ 161

4절 스트레스 대처방안 _ 163
    1. 스트레스 대처의 개념 _ 163
    2. 스트레스를 대처하는 마음가짐 _ 164
    3. 스트레스와 사회적 지지 _ 166
    4. 적응의 실패에 따른 문제점 _ 171
    5. 부작용 행동의 치료 _ 173

제 6 장 _ 노인 케어매니지먼트

1절 케어매니지먼트 이해 _ 177
    1. 케어매니지먼트의 개념 _ 177
    2. 케어매니지먼트의 특성 _ 177
    3. 케어매니지먼트의 목적 _ 178
    4. 케어매니지먼트의 철학 _ 179
    5. 케어매니지먼트의 등장 _ 181

2절 케어매니지먼트의 원칙과 역할 _ 184
　　1. 사례관리의 원칙 _ 184
　　2. 케어매니지먼트의 역할 _ 184

3절 케어매니지먼트의 과정 _ 186
　　1. 케어매니지먼트와 사회자원 _ 186
　　2. 케어매니지먼트의 과정 _ 188
　　3. 사례관리의 단계별 기능 _ 189
　　4. 임파워먼트와 케어매니지먼트 _ 192

제 7 장 _ 치매 케어관리

1절 치매의 의학적 이해 _ 199
　　1. 치매의 정의 _ 199
　　2. 치매의 원인과 종류 _ 200
　　3. 치매의 증상 _ 207
　　4. 치매의 진단 _ 209

2절 치매의 치료 및 예방 _ 218
　　1. 일반적 치료 _ 218
　　2. 원예치료를 통한 치매치료 _ 232
　　3. 치매의 예방 _ 235
　　4. 치매의 재가케어 _ 237

3절 치매의 가족의 환자 돌보기 _ 241
　　1. 보호시 기본원칙 _ 241
　　2. 일상생활 돌보기 _ 242

제 8 장 _ 뇌졸중과 치매관리

1절 뇌졸중의 이해 _ 245
    1. 뇌의 기능적 구조 _ 245
    2. 어떻게 발생하는가? _ 250

2절 뇌졸중의 증상 _ 251
    1. 의식의 변화 _ 252
    2. 실신 _ 252
    3. 경련 _ 252
    4. 치매 혹은 이상한 행동 _ 252
    5. 보행장애 _ 253
    6. 두통 _ 253
    7. 사지의 이상 _ 253
    8. 반신마비 _ 253
    9. 반신감각장애 _ 254
    10. 언어장애(실어증) _ 254
    11. 발음장애(구음장애) _ 254
    12. 시력, 시야장애 및 복지 _ 255
    13. 어지럼증 _ 255

3절 뇌졸중의 진단 _ 256
    1. 문진 _ 257
    2. 의학적, 신경학적 검사 _ 257
    3. 일반검사 _ 257
    4. 특수검사 _ 257

4절 뇌졸중의 예방과 치료 _ 260
    1. 병원에 도착하기전의 처치 _ 260
    2. 병원에서의 응급처치 _ 262
    3. 뇌졸중의 예방 _ 266

제 9 장 _ 암의 원인과 치유

1절 암의 의학적 이해 _ 277
　　1. 암의 정의 _ 277
　　2. 암의 기원(원인) _ 277
　　3. 암세포의 특징 _ 278
　　4. 암의 발생원인 _ 278

2절 암의 진단과 예방 _ 280
　　1. 암의 진단방법 _ 281
　　2. 암의 병기 _ 282
　　3. 암의 예방 _ 282

3절 암 치료를 위한 이해 _ 283
　　1. 암의 종류 _ 283
　　2. 암 관련뉴스 _ 284
　　3. 건강관련 책을 참고 _ 293

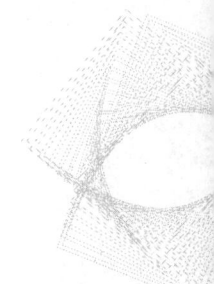

제 10 장 _ 임종을 위한 호스피스 간호

1절 임종간호 _ 301
　　1. 생명존엄과 죽음의 이해 _ 302
　　2. 임종환자의 심리 _ 306

2절 임종환자의 가족이해 _ 315
　　1. 조기 비애감 _ 315
　　2. 가정문제 _ 316
　　3. 사별가족 _ 317
　　4. 임종환자에 대한 반응 _ 324
　　5. 간호과정 _ 324

3절 호스피스의 이해 _ 328
  1. 호스피스란 무엇인가? _ 328
  2. 호스피스의 철학 _ 329
  3. 호스피스 필요성와 역사 _ 330
  4. 호스피스 기본원리 _ 340
  5. 호스피스케어와 전통적 치료의 차이 _ 341
  6. 호스피스케어 프로그램의 원칙과 표준 _ 343
  7. 호스피스팀 _ 344
  8. 의료적 문제 _ 352

저자 소개 _ 355

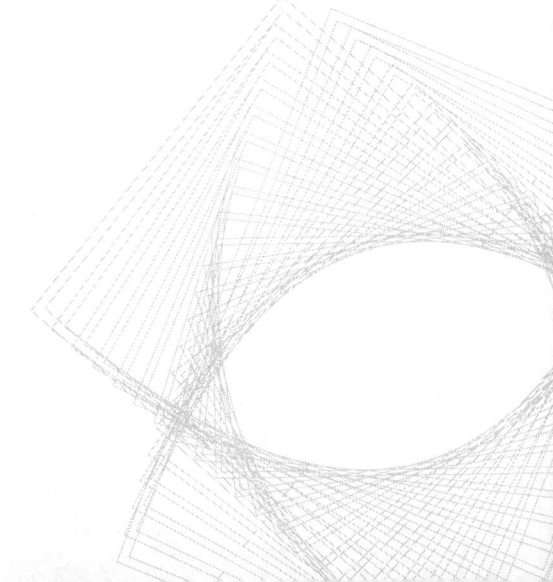

제 1 장

노인의 건강관리와 식생활

1절 노인의 식생활

2절 노인의 식사지침

3절 노후생활을 위한 운동과 휴식

4절 휴식과 불면증

제1절 노인의 식생활

모든 사람의 가장 큰 소원은 건강하게 장수하는 것이다.

인간이 건강하게 오래 사는 것은 신의 축복이다. 그러나 이와 같은 관념적인 사고와는 별개로 인간은 하나의 유기체이기 때문에 우주의 생성과 더불어 하나의 소우주로서 생명경영을 하지 않을 수 없다.

인류가 생긴 이래 한 번도 쉬지 않고 계속되어 온 생명활동, 즉 심장박동, 호흡, 식사, 배설은 원시적 삶에서 현대문명에 이르기까지 면면히 이어져 내려오고 있다. 그러므로 인간의 하루 생활이 곧 인류의 역사이며, 인류의 역사가 곧 생명활동의 연장인 것이다.

사람이 생명을 유지하기 위해서는 물과 산소, 신체의 자율적인 기능 외에 인위적으로 음식을 섭취해야 한다. 즉 3대 영양소인 단백질, 지방, 탄수화물을 포함하여 여러 가지 영양소는 식사를 통하여 관리를 하여야 한다.

1. 영양소

영양소는 식품에 포함된 물질로서 에너지, 체구성 물질, 생체반응을 조절하는 인자들을 공급함으로써 사람의 건강을 유지시키는 역할을 한다. 따라서 식품과 영양소를 구분하여 식품은 체내 모든 세포를 만들고 유지시키는데 필요한 물질과 에너지를 제공하며, 영양소는 생명체의 성장·발달 및 유지에 필수적인 물질이다.

또한 필수영양소란 식사로 섭취하지 못했을 때 신경계 장애 등이 나타날 수 있는 양양소이며, 영구적인 장애가 오기 전에 다시 공급해줌으로써 잃어버린 건강과 정상적인 체내 기능을 되찾을 수 있다.

필수영양소의 종류에는 단백질(아미노산), 지방(지질), 탄수화물(포도당) 등 3대 영양소인 에너지영양소와 비타민(수용성, 지용성), 무기질·물 등의 조절영양소가 있다.

〈표 1-1〉 인체가 필요로 하는 영양소

5대 영양소	영 양 소
당질	포도당 등
지방질	필수지방산(리롤레산, 리놀렌산)
단백질	필수아미노산(이소루신, 루신, 리신, 메티오닌, 페닐알라닌, 트레오닌, 트립토판, 발린, 아르기닌, 히스티딘)
무기질	다량무기질(칼슘, 인, 칼륨, 황, 나트륨, 염소, 마그네슘) 미량무기질 (철, 아연, 셀레늄, 망간, 몰리브덴, 구리, 요오드, 코발트, 크롬, 불소 등)
비타민	지용성 비타민(비타민 A, D, E, K) 수용성 비타민:아스코르브산(비타민C), 티아민 (비타민B$_1$), 리보플라빈(비타민 B$_2$), 나이아신, 피리독신(비타민 B6), 엽산, 코발라민 (비타민 B12), 판토텐산, 비오틴

2. 식품

　식품이란 사람의 생명 유지와 건강 증진을 위해 농업, 축산업 및 수산업 등에 의해서 생산되거나 자연환경에서 얻어지는 것들로서 영양소를 함유하여 사람이 먹을 수 있는 것을 말한다. 또한 이것들을 원재료로 하여 먹을 수 있도록 가공 또는 처리된 것도 식품이다. 식품은 여러 가지 영양소를 포함하고 있으며, 고체, 반고체, 또는 액체의 형태를 가지고 있다.
　여러 가지 식품을 배합해서 먹기 좋게 요리한 것을 음식이라 하는데 이 음식을 섭취함으로써 영양과 활동을 할 수 있는 에너지를 공급할 뿐 아니라, 움직이지 않을 때에도 체온을 일정하게 유지하고 심장이나 폐 따위의 활동을 위한 에너지를 내며, 몸의 생리작용을 조절하여 건강한 생활을 할 수 있게 한다.

3. 식생활 관리요령

　근래에 들어서면서 건강에 대한 관심이 지대한데, 그 원인은 심혈관계 질환이나 당뇨병, 암과 같은 만성질환이 식생활과 직접적인 연관이 있다고 보기 때문이다.
　그러므로 만성질환을 극복할 수 있는 중요한 수단은 식생활관리에 있으며, 특히 노인의 식생활은 그야말로 건강을 지키기 위해 질병을 예방하고 치료하는 지름길이다.

1) 식사의 목표

첫째 목표는 영양이다. 노인의 체력과 체질, 질병 또는 와상 등에 따라 영양학적으로 적합한 식사의 목표를 달성하도록 해야 한다.

둘째 목표는 기호이다. 사람은 음식에 대한 욕심, 즉 식욕에 대한 통제가 쉽지 않기 때문에 영양보다는 음식의 맛에 매료되어 과식을 하고 영양적으로 음식을 먹지 않아 건강을 잃게 된다. 그러므로 좋아하는 음식을 적당량 섭취하는 절제된 식사습관을 몸에 익혀야 한다.

셋째는 경제성으로 식사에 너무 많은 비용을 쓰지 않도록 식품비의 지출을 계획하는 것이다. 이 목표는 식생활관리자가 영양적으로 바람직한 식사를 위해 최소의 필요한 비용을 계획해야 한다.

2) 식습관

식습관이란 식생활에 관한 습관을 말하는 것으로, 후천적으로 신체에 반복적인 행동방식에 따라 쉽게 얻어진다. 이와 같은 식습관은 가족생활 환경, 일상생활경험, 교육, 예절 등 사회·문화적인 배경에 의하여 형성된다고 볼 수 있다. 또한 식습관의 형성요인 중에는 지역적, 종교적, 생리적, 경제적 요인에 따라 결정되기도 한다.

그러나 무엇보다도 중요한 것은 식습관은 한번 형성되면 좀처럼 바꾸기가 어렵기 때문에 나쁜 식습관을 고치기 위해서는 절제와 절도있는 식생활을 매일 꾸준하게 실천해야 한다. 특히 노년의 식습관은 건강과 직결되기 때문에 음식을 적게 먹고 오래오래 잘 씹어서 먹어야 한다.

이러한 좋은 식습관을 무시하고 과식하게 되면 자신도 모르게 비만증에 걸리게 되고 결국 성인병의 원인이 된다.

노인의 비만은 단지 지방분의 증가에 의한 것이기 때문에 신체활동에 아무런 도움이 되지 않고 다만 질병만 일으키게 할 뿐이다. 노인들의 사망 원인은 심장병, 뇌졸중, 암, 당뇨병, 신장병, 간장병 등인데, 이런 병은 모두 소식을 않고 과식을 해서 오는 비만이 원인이라 볼 수 있다.

3) 노인을 위한 식단계획

식단이란 식사의 계획으로 식생활관리자가 식사를 준비함에 있어 노인의 영양과 기호를 만족시킬수 있도록 음식의 종류와 분량을 정하는 것을 말한다. 경제적인 면과 위생, 맛 등을 고려하고, 우수한 식품을 선택하여 그것을 어떠한 방법으로 요리하여 노인에게 식사를 제공하느냐에 대한 구체적인 계획이 식단이다.

식단을 작성하는 데에는 주부의 각별한 노력과 영양지식이 필요하며 올바른 식단작성은 노인의 건강을 향상시킬 뿐만 아니라 합리적인 식습관을 형성시켜 준다.

노인에게는 이와 같은 식단에 의해 알맞은 영양을 공급하여 건강한 몸으로 노후생활을 즐길 수 있도록 배려하여야 하며, 특히 질병이나 와상노인은 특별 식단이 요구된다.

4) 식단 작성에 유의할 점

(1) 노인들은 자기가 좋아하는 음식을 먹기 원한다. 알고 있는 식품이나 음식을 식단에 넣도록 하고 그들이 아는 방법으로 요리한다.
(2) 음식의 색깔에 신경을 써서 노란색, 오렌지색, 붉은 오렌지색, 분홍색, 녹색, 갈색, 흰색 등이 서로 조화가 되도록 하며, 인공색은 천연색을 강조할 때만 사용한다.
(3) 식품의 종류에 따라 모양, 양, 크기가 서로 다르도록 계획해야 한다.
(4) 여러 가지 맛을 소개하도록 한다. 식사가 거의 끝날 때까지는 단맛을 사용하지 않도록 하며 다른 맛과 균형을 맞춘다.
(5) 식품의 중복과 조리방법의 중복을 피한다.
(6) 비슷한 맛의 중복을 피하고 좋아하는 맛과 조화를 이루도록 식품을 배합한다.

제 2 절 노인의 식사지침

1. 다양한 음식물 섭취

    사람이 생명을 유지하고 건강하게 일상생활을 영위해 나가는데 필요한 영양소는 약 40여종에 달한다. 이들 영양소가 체내에서 하는 역할은 다양하며, 또한 영양소 상호간의 유기적인 관계가 있어 한 영양소라도 과다 혹은 부족하면 영양상 균형이 깨어지게 된다. 영양상 균형잡인 식사를 하려면 위의 영양소를 각 필요량에 맞게 섭취하여야 하는데, 실제로 노인이 섭취하는 식품은 매우 다양하고 또 각 식품마다 영양소의 조성이 비슷한 식품군으로 묶여 있으므로 이 식품군을 골고루 섭취하면 대체로 필요한 영양소를 얻을 수 있다. 그러나 미량영양소인 비타민과 무기질은 같은 식품군에 속하는 식품이라도 그 종류와 함량이 매우 다르다. 그러므로 다양하게 식품을 선택함으로써 영양소의 상호보완 효과를 얻어 부족되는 영양소가 없도록 하는 것이 바람직하다.

2. 규칙적인 식생활

노인의 하루 일과는 먹고, 쉬는 것으로 대부분 소일하기 때문에 식사를 규칙적으로 하지 않을 수가 있다. 그러나 식생활은 하루생활의 중요한 부분이며, 일상생활과 식생활의 관계는 다음과 같이 관련지어 생각할 수 있다. 즉 규칙적으로 식사하고 배설함으로써 일상생활과 식생활의 관계에서 항상성(homeostasis)이 유지되도록 해야 한다.

3. 정상체중 유지

우리나라는 경제수준의 향상과 더불어 생활양식이 서구화되어 가는 경향이 있고 체중과 신장이 점차 증가되면서 성인병의 발병률과 사망률도 증가하는 추세이다. 체중은 건강과 밀접한 관계가 있고, 섭취한 열량과 소비된 열량이 서로 균형을 이룰때 그대로 유지를 할 수 있다. 그러나 열량섭취가 소비된 열량보다 더 높으면 여분의 열량이 체내 지방으로 저장되어 체중이 증가된다. 그러므로 체중을 줄이고 싶을 때는 열량만 높은 설탕, 탄산음료 등의 단 음식이나, 고열량인 튀김 같은 음식은 적게 섭취하도록 해 우선 열량섭취를 감소시켜야 한다. 특히 노인은 운동량이 적기 때문에 생활에서 활동량을 늘려 열량을 더 소비하게끔 하여 에너지대사의 균형을 유지해야 한다.

4. 단백질 섭취

단백질은 노인의 건강을 유지하는데 필수적이다. 따라서 단백질 결핍은 체조직의 손실을 일으켜 체력의 약화를 초래한다. 단백질은 여러 식품에 상당량 함유되어 있으면서도 일상생활에 부족되기 쉬운 영양소이다. 단백질의 섭취는 곧 아미노산을 공급하기 위한 것이므로, 필수아미노산이 균형된 식사를 하는 것이 중요하다.

아미노산 조성에서 식물성 식품은 인체의 요구량에 비해 한두 가지 아미노산이 부족되는 경향이 있는 반면, 육류·계란·우유 등 동물성 식품은 아미노산의 기능이 매우 우수하며, 또한 식물성 식품에 부족한 아미노산의 식품들을 골고루 섭취하고, 질이 좋은 단백질의 섭취량을 늘려 1일 필요량의 단백질을 섭취하는 것이 중요하다(20~49세까지 2000~2500kcal / 65세이상 노인 1700~2000kcal 섭취시 50~65g).

5. 편안하고 즐거운 식사

원만한 식생활은 일상생활의 성취감에 주요한 영향을 미친다. 따라서 규칙적인 식사, 균형된 식사 및 유쾌한 식사를 하도록 노력해야 한다.

가족들이 한자리에 모여 정성껏 만든 음식을 섭취할 때 가족들의 즐거움은 한층 더 증가될 수 있다. 즉, 영양소가 골고루 섭취되도록 여러 가지 식품의 특성과 조리시의 변화를 잘 이해하여 식품의 소화율을 높이고, 노인들의 기호를 만족 시킬 수 있는 방법으로 조리한다.

6. 우유 및 유제품 식사

우유는 칼슘과 리보플라빈(비타민B2)의 함량이 특히 높은 식품이다. 이 두 영양소는 우리나라 식사에서 특히 부족한데 우유 컵(200ml)에는 칼슘 210mg, 리보플라빈 0.28mg 정도로 함유되어 있어 매일 우유 한 컵씩 마신다면 영양소의 섭취수준을 크게 향상시킬 수 있다.

또한 우유의 단백질은 양적으로는 많지 않으나, 필수아미노산의 함량이 높아 우리나라 식사에 있어 단백질의 질을 높힐 수 있다.

그러나 우유는 철분의 함량이 낮고 비타민D, 비타민C, 비타민B1 등의 함량이 낮으므로 이들 영양소들의 공급은 크게 기대할 수 없다. 또한 우유는 위궤양, 위염, 골다공증, 간장질환, 당뇨병 등의 치료를 위해서도 권장되는 식품이다. 이러한 영양학적 효과는 우유뿐만 아니라 요구르트, 치즈 등의 유제품 섭취로도 얻을 수 있다.

7. 싱거운 음식

식염의 성분인 소디움(Na)은 체내 대사에 꼭 필요한 물질이다. 그러나 소디움 섭취가 높은 사람들에게 고혈압 발생빈도가 높아 과잉의 소디움 섭취가 건강상의 문제로 대두되고 있다. 고혈압은 다른 여러 가지 합병증을 유발시킬 수도 있으므로 고혈압을 예방하는 것은 매우 중요한 일이다.

최근 우리나라에서는 고혈압의 합병증으로 인한 사망률이 증가하고 있다. 이는 곡류의 과잉섭취로 인한 매우 짜게 먹는 식습관에 기인하는데, 우리나라 사람의 1일 평균 식염 섭취량은 20g이 넘어 서구 여러 나라보다 높은 편에 속한다.

따라서 짜게 먹는 식습관을 고쳐 소디움의 섭취를 줄이도록 노력해야 할 것이다.

소디움의 섭취를 줄이려면 간장, 된장, 고추장 등의 사용량을 줄이고 동시에 식염을 이용한 가공식품의 사용을 제한하여야 하며, 화학조미료의 무절제한 사용도 금해야 한다.

8. 술, 담배, 카페인 음료 절제

알콜 음료는 열량을 제공하지만 다른 영양소가 거의 없고 식욕을 감퇴시키며, 몇몇 필수영양소의 흡수를 방해하기 때문에 비타민, 무기질 등의 부족을 일으키기 쉽다. 또한 만성적인 과음자는 간경변이나 지방간 등의 간장질환의 위험이 있으며, 흡연은 폐포대식세포에 과산화수소의 발생을 증가시켜 폐기종을 유발하기 쉬우며, 항단백질분해효소의 부족을 가져와 폐를 상하게 함은 물론, 혈중HDL (조직에서 간으로 콜레스테롤을 운반하는 항동맥경화성 지단백) 수준을 떨어뜨리고 혈청의 중성지방을 상승시켜 심장병과 말초혈관계의 질병을 높이는 경향이 있다. 카페인은 커피나 홍차, 콜라에도 많은데, 이는 중추신경을 자극하며, 이뇨촉진의 효과 외에도 혈압을 상승시키고, 철분흡수를 방해하며, 불면증을 유발한다. 그러므로 커피를 과량 섭취하면 두통, 무기력, 초조 불안 등의 증세를 보인다.

제 3 절
노후생활을 위한 운동과 휴식

건강한 노년의 생활을 유지하기 위해서는 각종 영양소와 음식물을 섭취하고, 호흡·물질대사 등의 생명활동을 통하여 체내의 여러 가지 기관(organ)이 일정한 안정된 상태를 필히 유지해야 한다.

이러한 결과에 따라 총합된 인체의 생리작용이 통일되고 안정된 상태로 유지하는 작용을 신체기능의 항상성(homeostasis)이라고 말한다.

1. 운동

인간이 살아가는데 필요한 신체적인 활동이다. 이러한 운동은 신체의 성장과 발달에 영향을 주며 연령이 증가하여 노인이 될 수록 운동부족에 의해 노화현상이 심화된다. 인간의 신체는 여러 기관(organ)이 모여서 서로 조절·평형을 이루면서 생명활동을 유지하므로 반드시 운동을 통하여 주위환경과 잘 조화를 이루어야 건강을 유지할 수 있다. 따라서 운동은 신체의 적응성·협응성을 길러주는 대표적인 작용이라 할 수 있으며, 그 효과는 규칙적으로 실시하고 일정한 기간동안 꾸준히 노력해야만 나타난다.

특히 노인을 위한 운동은 개인의 특성을 고려하여 걷기, 수영, 등산 등 근력, 순발력, 지구력을 강화하기 위한 일반적 운동과 신체의 노약이나 질병으로 인한 치료적 운동으로 구분할 수 있다.

2. 운동의 종류

1) 일반적 운동

(1) 근력운동

근력을 기르는 방법에는 근력의 발휘양식에 따라 다음과 같이 세 가지 운동으로 구분할 수 있다.

① 등척성운동(isometric exercise)

이 운동은 근육의 길이가 일정한 상태에서 운동하는 것으로서, 정직 저항 운동이라고도 말한다. 이 운동은 특수한 용구나 자세가 필요없이 간단하게 수행 할 수 있는 것으로, 운동을 처음하는 사람 또는 부분적인 골격근의 강화를 필요로 하는 사람 등에게 적합하다. 그러나 이 운동은 관절이 고정된 상태에서의 운동이기 때문에 관절가동역 전체에 걸친 동적 근력 발휘에 영향을 주는 효과는 적다. 또한, 운동중 근력발휘의 정도가 분명하지 않고 최대능력의 몇% 노력을 하고 있는가가 불명확하다.

대표적인 등척성 운동에는 손바닥을 맞대고 두 손을 밀거나 움직이지 않는 물체를 움직이려고 하는 운동이 있다.

② 등장성 운동(isotonic exercise)

이 운동은 근육이 수축하는 힘은 같은 상태에서 근육의 길이가 짧아지거나 길어지면서 장력을 발생하는 근수축으로서, 웨이트 트레이닝(weight training)이라고도 한다.

등장성 운동은 동적인 운동이므로 실제 운동장면에 가까운 것이 특징이며, 개인의 근력에 따라 부하가 결정된다. 그러나 운동중에 발휘되는 최대 근력은 관절각도(운동시작과 종료시)에 따라 크게 달라지므로 일정한 부하로 수행하는 것이 곤란하다. 그리고 부하의 무게 및 시행횟수, 부하를 움직이는 속도, 박자 등도 중요한 조건이 되고 있다.

대표적인 등장성 운동에는 바벨(barbell)과 덤벨(dumbbell)을 이용한 운동이 있다.

③ 등속성 운동 (isokinetic exercise)

이 운동은 근수축의 속도가 일정하고 최대근력을 어느 관절각도에서 발휘할 수 있으며, 등척성 및 등장성 운동의 결점을 보완한 것이다. 또, 최근에는 트레이닝 기구의 개발이 진보되어 근력·순발력 등 특정 체력의 향상목적에 따라 저항을 선택할 수 있고, 과부하(overload)의 염려가 없으며, 다른 운동에 비해 효과가 큰 것이 특징이다.

대표적인 등속성 운동으로는 사이벡스 기구를 이용한 운동이 있다.

(2) 순발력 운동

파워(power)는 순간의 폭발적인 힘으로 대시(dash), 수직점프(vertical jump) 등을 통하여 측정되며 순발력이라고도 한다.

순발력운동은 모두 동적 근력운동이며, 부하로 하는 기구인 바벨·덤벨 등을 사용한다. 순발력 향상을 위한 중량부하는 최대근력의 1/3에 상당하는 부하가 효과적이다. 순발력의 증대요인으로는 강력한 근력, 근단축속도의 증가, 신경충격의 집중성, 무산소적 해당능력의 개선 등을 들 수 있다.

(3) 근지구력 운동

운동은 스포츠활동에 필요한 스피드를 어떻게 지속시킬 수 있느냐가 과제이다. 이것을 가능하게 하는 운동이 근지구력운동이다. 근지구력이란 근육이 어떻게 장시간 동안 작업을 계속할 수 있는가 하는 능력으로, 정적 근지구력과 동적 근지구력으로 구분한다. 근지구력은 최대근력의 1/3 혹은 1/4의 부하를 주어 들어 올리는 횟수 및 지속시간으로 측정한다. 이러한 근지구력의 증대는 단위근육당 혈류량과 산소섭취량의 증가와 함께 정신력 등에 의해 결정된다.

(4) 심폐지구력운동

스포츠활동에는 한순간에 동작을 멈추는 운동도 있고 힘을 지속적으로 발휘하지 않으면 안되는 운동도 있다. 이 중 심폐지구력이란 심장과 폐가 지속적인 운동에 견딜 수 있는 능력으로, 유산소적 작업능력(aerobic work capacity)이라고도 불리워지고 있다. 심폐지구력을 결정하는 요인에는 환기

기능(폐), 심박출량(심장), 모세혈관, 조직의 적응성, 효율성(기술),의지력 등이 있다.

2) 치료적 운동

치료적 운동은 정상적인 일상생활을 곤란하게 하는 조건과 질병에서 환자를 빨리 회복시키고자 실시한다. 기능의 손실과 손상은 환자가 생활하는 능력과 일하고 레크리에이션을 즐기는 능력을 빼앗아 가기도 하고 억제시키기도 한다. 노약자가 환경 요구에 대응하는 방법으로 하거나 그 요구를 거부하고 활동불능 그 상태에서 중지하는 방법과 활동의 패턴을 변화시켜서 그 요구를 만족하게 하는 방법이 있다.

회복과정은 움직이지 못함에 의해 일어나는 근의 약화에 따라 늦어진다.

예를 들면, 하지 손상후에 절뚝거림으로 변화 운동의 패턴을 반복하고 있으면 그같은 운동이 더 필요하지 않을 때 원래로 돌아가게 하기에는 퍽 곤란하다. 이와같이 변화된 운동패턴은 일시적으로 편하게 될지 모르지만 정상패턴으로 복귀하기가 불가능하고 이 패턴은 정상인의 패턴보다도 운동 효과가 적다.

치료적 운동의 목적은 동작을 실행하지 않기 때문에 일어나는 악영향을 최소한으로 하기위해 언제, 어디서라도 동작을 취하고, 특정근육 또는 근육군의 비효율성과 능률적인 운동의 발전을 저해함이 없이 정상 관절가동범위(ROM)를 얻도록 교정한다.

치료적 운동에 사용되는 운동의 종류는 크게 능동운동(active exercise)과 수동운동(passive exercise)으로 구분할 수 있는데 능동운동에는 자유운동, 보조운동, 보조-저항운동(assissted resisted), 저항운동(resisted)등이 있으며 수동운동에는 근육이완 수동운동, 강제적 수동운동 등이 있다.

(1) 능동운동 (active exercise)
근육의 수의적 활동에 따라 행해지고, 또 조절된 운동이며, 외력에 저항하고 움직인다.

① 자유운동
자유운동이란 중력 이외의 어떠한 보조도, 외력의 저항도 없이 환자 자신의 근력에 따라 이루어지는 운동이다. 운동의 특성과 효과가 넓은데, 수행하는 방법에 따라 특성이나 효과에 크게 변화를 가져온다.
이 형태의 운동은 분별하여 적용하면 이 운동에 따라 생기는 전체 효과를 얻게 된다. 근이완의 정도는 리디미칼한 운동이나 전자운동의 양상을 가진 운동에 의해서 유도된다. 속도와 지렛대의 힘과 운동의 지속기간과 중력이 관계되는 부분의 움직임에 따라 근육의 긴장도는 유지되고 근력은 증가한다. 협응성(coordination)은 집단활동의 정상적 패턴이 행하여질 때 숙련되고 증강되어 운동을 행하고 조절하는 능력을 자신이 가지게 된다.
요구된 효과가 잘 얻어지고 안 얻어짐은 적당은 운동의 선택과 그 방법에 뿐만이 아니고, 환자의 협력 정도와 가르치는 사람의 숙련의 정도에 따른 것이다.
자유운동의 기법은 다음과 같다.

가. 시작자세는 운동의 기초로 하고 최대의 자세효과가 확보되게 선택되어야 한다.

나. 운동의 목적과 패턴도 같이 이해하며 흥미를 유발하도록 하여야 한다.

다. 운동의 속도는 어떠한 효과가 요구되는가에 따라 다르다. 운동을 배우는 기간은 보통 천천히 하지만, 곧 노약자는 자신의 가장 자연적인 리듬을 찾아내게 된다. 따라서 그 속도를 정확하게 기재해 놓는다. 만약 감독하에서 연습할 때 소리를 내어 수를 세면 가정에서 연습할 때 자연히 리듬을 얻기 때문에 도움이 된다.

라. 운동의 지속기간은 노약자의 능력에 따라 크게 좌우되는데, 각 운동에 대한 연습은 몸을 피로하지 않게 하기 위해 짧은 휴식시간을 둔다.

② 보조운동

가. 보조의 원리

근 활동에 따라 인체의 역학적 구조에 걸린 힘이 운동을 일으키고, 그것을 조절하기에 충분한 힘이 아닐 때, 외력에 의해서 운동을 일으킬 수 있다. 이 외력은 근의 활동 방향에 가해져야 하는 것이나, 동일 점에 가해질 필요는 없다.

보조적으로 움직이는 힘의 크기는 근활동을 증대시키기에 충분한 정도가 되어야 하고 그것보다 크게 되면 그 운동은 보조운동이 아니고 수동운동이 되기 때문이다. 근력이 증강하면 당연히 주어지는 보조는 감소해야 한다.

나. 보조운동의 작용과 응용

보조운동은 신경근의 재교육 초기에 쓰여지는 것이며, 관절이 아픈데도 불구하고 운동을 계속해야 할 때 보조운동은 아주 유효하다. 예를 들면 류마치스성 관절염의 경우이다.

다. 보조저항운동

이 형태의 운동은 단일운동 중에 보조와 저항을 함께 사용한다. 이 운동은 보다 정확히 근의 욕구를 만족하게 하고, 효과도 보조운동보다 더 좋다.

라. 저항운동

외력은 몸의 역학적 구조에서 근수축에 길항으로 적용된다. 긴장(tension)은 저항력에 따라 근 중으로 증강하고, 근력과 근비대를 나타내면서 반응한다.

근의 발달이 근육긴장에 의해서 일어나는데 꼭 이길 정도의 능력에 응하는 최대 저항을 적용하면 최대의 발달을 유지하게 된다.

근의 효율을 증강하는 5가지 요소는 근력(power), 지구력(endurance), 양(volume), 수축속도(speed of contraction), 협응성(coordination)이다.

힘은 그것에 이길 만한 근의 능력에 응한 최대 저항에 반응하고 발달한다.

그러므로 힘은 근이 점증하는 저항에 대항하여 움직일 때 만들어진다. 힘을 발달시키는 기본적인 요소는 저항의 크기이므로 그것을 증진시키는 방법은 강한 저항-약한 반복운동(heavy resistance-low repetition exercise)이며,

가능한 저항을 크게 한다.

지구력(endurance)은 반복적인 수축에 반응하고 발달하는 성질이 있다. 그래서 수축의 기본이기 때문에 이 경우에 쓰여지는 방법은 약한저항-강한 반복운동(light resistance-high repetition evercise)이라 불려진다.

양(volume)은, 근비대의 지표로 측정 관찰되며 보통 힘에 비례하여 발달한다. 이것은 치료의 좋고 나쁜 것을 결정하는 지표라고 말할 수는 없으나, 어떻게 진보의 흔적이 보이는가를 나타내는데 좋다.

(2) 수동운동 (Passive Exercise)
근육이 비활동이라든가 의식적으로 충분히 움직일 수 없을 때 외력에 의해 일으키는 운동이다.

① 근육이완 수동운동
근육이완의 상태를 전제조건으로 한다. 관절은 현재의 자유로운 운동범위와 통증의 범위 내에서 움직인다.

② 강제적 수동운동
관절에 운동제한이 있는 경우는 운동을 운동범위한계까지 회복하게 하고 다음과 같이 정상적 운동범위를 넘어서 행해진다. 갑자기 그러나 통제된 힘을 주며, 강직이 있는 조직을 신중하고 끊임 없는 강제적인 힘이나 기구를 이용해서 신장한다.

제 4 절 휴식과 불면증

1. 휴식

건강한 노후생활을 위해서는 첫째 영양, 둘째 운동, 셋째 휴식이다. 노인이 영양이 풍부한 식사를 하고 아무리 운동을 열심히 한다고 하더라도 건강한 신체를 유지하기 위해서는 휴식이 필수적이다.

인체는 운동을 하면 피로 증세가 오는데 이것은 근육 상태에 변화가 생기는 것으로 안정시에 비하여 근육의 글리코겐(glycogen)이 감소하고 유산(lactic acid)이 현저하게 증가한다.

산소의 공급이 나쁠때 유산이 현저히 증가하고, 휴식을 취하든지 산소를 공급하게 되면 발생한 유산이 감소해서 근육의 피로가 회복된다. 예를 들면 장시간 등산을 하거나 오래 달리기를 했을 때 다리의 근육이 심하게 긴장되어 뻣뻣해지는데 이때 온수로 목욕을 하거나 근육에 맛사지(massage)하면, 혈액의 흐름이 좋아지고 또한 산소를 공급하게 되므로 피로가 빨리 회복된다.

노인은 휴식을 매일 수시로 취해야 한다. 매일 수시로 취하는 휴식은 눈으로 보는 것, 귀로 듣는 것, 코로 냄새 맡는 것, 입으로 말하는 것, 근육을 움직이는 것, 뇌의 활동을 멈추는 것 등 다양하게 그때의 상황에 따라 수시로 각 부분을 쉬게 하는 것을 의미한다.

휴식은 기분의 전환과 신체의 건강을 증진시키고 심장박동수를 낮추며 혈압을 감소시키고 근육의 긴장을 이완시키고 알레르기를 일으키는 물질을 잘 피할 수 있게 해 준다. 또한 위궤양, 심장질환, 고혈압, 발작, 두통, 요통, 류마치스관절염 여러 형태의 암 등을 예방하는 데에도 도움이 된다. 노인은 적당한 영양섭취와 운동을 병행하고 하루 8시간의 수면을 통하여 충분한 휴식을 취하면 건강한 노후생활을 영위할 수 있다. 사람에 따라 수면의 차이는 있지만 하루 8시간을 기준으로 할 때 너무 적은 수면이나 많은 수면은 건강에 나쁜 영향을 줄 수 있다.

2. 불면증

노인이 되면 잠이 많지 않은데 만성적으로 잠을 자지 못하거나 잠을 자다가 저절로 깨어 다시 잠을 이루지 못하는 경우를 불면증이라 한다.

불면증의 원인은 첫째, 고민, 긴장, 좌절감 같은 정신적 스트레스. 둘째, 커피, 홍차와 같은 카페인이 함유된 식품의 섭취. 셋째, 저녁의 과식, 과음. 넷째, 하루종일 몸을 움직이지 않아거나 운동부족 등이다.

불면증을 치료하기 위해서는 첫째, 낮에 몸을 움직여 운동을 하고 휴식을 필요로 하게 한다. 취침전의 가벼운 산책도 좋다. 둘째, 잠들기 전에 따듯한 음료수나 우유를 마신다. 카페인이 들어있는 음료는 피한다. 셋째, 아주 소량이 알콜은 수면에 도움이 된다. 그러나 소량의 술이라도 매일 마시면 중독이 될 수 있다.

넷째, 따뜻한 물 속에 몸을 담그고 기분이 나른해지도록 한다. 다섯째, 생각을 멈추거나 단순하고 반복적인 생각을 한다. 여섯째, 잠자는 곳의 온도, 소음, 습도, 조명을 아늑하게 한다. 일곱째, 나쁜 스트레스를 좋은 스트레스로 전환하여 마음의 고요를 갖도록 한다.

제2장

노인병과 치료

1절 고혈압

2절 당뇨병

3절 퇴행성 관절염

4절 만성 폐쇄성 폐질환

제 1 절 고혈압(Hypertension)

　노인병은 넓은 의미로서 노화현상이 원인이 되어 발생된 병으로 중년기인 40-60세 사이의 연령층에서 발생하는 만성 퇴행성질환인 성인병을 포함하며, 협의로는 65세 이상에서 노화현상을 소재로하여 발생된 병이라 할 수 있다.

　노인병의 특징은 일단 발생하면 건강상태 변화나 증상이 급격히 발생하고 진행 악화되며 또한 증상은 젊은 사람과는 차이가 있다.

　첫째, 한가지 병이 발생하면 각 장기에 연쇄반응적으로 병이 발생되는 다 장기질환이 형성된다.

　둘째, 체내 여러 장기의 기능부전이 잠재적으로 존재하고 있다.

　셋째, 질병의 증후가 확실치가 않다. 즉 노인은 생체의 반응력이 감소되고 있어 중한 질병인데도 자각증상이 없거나 경미해서 오진을 할 수 있다.

　넷째, 생체방어력이 저하되어 있어 치료효과가 적을 때가 많고 만성병이 많으며 약효가 떨어지고 부작용도 유발한다.

　다섯째, 노인병에서 호발하는 병태로서 탈수, 전해질 이상, 혈관내응고 증후군, 정신·의식장애 등이 있으며 노인병의 특이한 양상을 나타낸다. 노인은 수분섭취가 불충분할 때가 많은데 신경화증에 의한 다뇨, 발열, 이상발한, 설사 등이 발생하며 탈수상태가 쉽게 발생하고, 이어서 뇌혈전, 심근경색 등이 병발할 때가 적지 않다.

여섯째, 노인에서 흔히 볼 수 있는 합병증 혹은 증후로는 울혈성심부전, 호흡부전, 대·소변 실금, 울증(鬱症), 치매, 지각장애, 수면장애, 빈혈, 만성신부전, 골·관절증, 변비, 당뇨병, 골다공증, 협심증, 약제부작용 등이 있다.

고혈압(Hypertention)은 병이라고 하기보다는 증세라고 할 수 있다. 사람의 심장은 1분동안 약 60-80회 수축 및 확장운동을 반복하여 혈관으로 혈액을 보내 영양분이나 산소 등 인체가 필요로 하는 모든 것을 신체 각 부분에 운반하여 주는데, 이때 혈관을 따라 흐르는 혈액의 압력을 혈압이라고 한다.

혈압에는 최고혈압(수축기혈압)과 최저혈압(확장기혈압)이 있으며, 최고혈압치는 운동 등 환경요인에 의한 변화가 크지만 최저혈압치는 변화가 적기 때문에 최저혈압치가 고혈압 진단 및 치료에 더 중요하다.

고혈압이란 일반적으로 WHO 판정기준인 수축기 혈압이 160mmHg 확장기 혈압이 95mmHg 이상일 때를 말한다.

1. 원인

고혈압은 원인을 알 수 없는 본태성 고혈압이 약 85%이며 원인을 알 수 있는 경우는 약 15%에 불과하다. 신기능장애, 임신중독증 등과 같이 원인을 아는 경우에는 원인이 제거되면 혈압이 낮아진다. 원인을 알 수 없는 고혈압 중에는 신장질환과 관련된 경우가 많다. 그 외에도 유전, 연령, 염분섭취, 인종 등이 지적되고 있다.

〈표 2-1〉 WHO가 정한 혈압의 기준

(단위:mmHg)

구분	최고혈압	최저혈압
저혈압	100이하	60이하
정상혈압	139이하	89이하
경계 고혈압	140-159	90-94
고혈압	160이상	95이상

2. 증상 및 예방

고혈압은 증상이 없다고 하는데 사실 본인 자신이 스스로 이 증상을 느끼지 못하는 수가 많다. 고혈압의 증상으로는 두통 등 머리가 무겁고 골치가 아프며 어지럽고 귓소리가 난다. 팔다리가 저리고, 운동시에 가슴이 뛰는 증상 등이 있을 수 있다. 그러나 고혈압 상태에서도 별로 증상이 없이 지나는 경우가 많으므로 중년이 되면 주기적으로 혈압을 측정하여 조기에 발견해야 한다.

건강검진에서 혈액, 소변, 심전도, 안정, 전해질검사와 신장이나 흉부의 X선촬영 등은 고혈압의 진단을 위하여 행해지는 검사이다.

3. 고혈압의 치료

고혈압의 치료에는 약물요법과 비약물 요법이 있다.

1) 약물요법

확장기 혈압이 90-100mmHg인 경우 비약물요법 만으로도 조절될 수 있으나 100mmHg 이상인 경우는 약물요법이 추가되어야 한다.

그러나 확장기 혈압이 가벼운 경우일지라도 여러 장기에 장애를 동반하거나 흡연자, 심혈관 질환의 가족력을 가지고 있는 경우, 수축기 혈압이 높은 경우, 당뇨병, 고콜레스테롤증이 있을 때에는 약물요법을 병행하는 것이 좋다.

약물요법을 필요로 하는 사람은 아무약이나 좋다고 함부로 쓰다고 오히려 병을 약화시키거나 약물에 의한 부작용을 일으키는 경우가 있으므로 반드시 의사의 지시에 따라야 한다.

2) 비약물요법

정신요법, 식이요법 및 운동요법이 있으며, 이것들은 고혈압 치료의 기본이 되는 것이므로 일상 생활화 해야 한다.

(1) 정신요법

정신적 스트레스는 혈관의 긴장과 수축 현상을 일으켜 혈압을 상승시키며 치명적 합병증인 뇌졸중이나 심근경색증을 일으키기도 한다.

그러므로 항상 여유있고 조화있는 생활을 하여 정신적 스트레스를 피하고 충분한 수면을 취하도록 하여야 한다.

(2) 식이요법

고혈압은 약 85%가 원인을 모르는 본태성 또는 일차성 고혈압이며 이런 고혈압은 완치된 것이 아니라 다만 조절될 뿐이므로 치료는 평생을 두고 계속 해야만 하기 때문에 경제성, 부작용, 유용성, 환자의 순응도 등을 생각하면 식이요법이란 가장 확실하며 부작용이 없으며 누구나 끈기가 있으면 계속할 수 있는 치료법이라 할 수 있다.

고혈압에 대한 식이요법은, 첫째 체중감량을 위한 감식, 둘째 저염식, 셋째 금주 및 포화 지방산의 제한이다. 고혈압과 비만은 서로 밀접한 관계가 있으므로 뚱뚱한 고혈압 환자는 체중을 줄이는 것만으로도 혈압을 내릴 수 있는데, 예를 들어 체중을 10Kg 줄였을때 약 75%의 환자가 정상으로 되었다고 한다. 실제 하루 400cal 섭취하면 90%가 2주내에 정상혈압이 된다고 한다. 주당1kg씩 매월 4kg의 감량을 하려면 하루 1000cal씩 덜먹어야 하는데, 이러한 감식은 어려운 일로 실제로는 1개월 2kg씩 줄이는 것이 무난하다. 그러기 위해서는 남자 1,500cal, 여자 1,200cal 정도를 섭취하는 것에서 시작하는 것이 좋다.

먹는다는 행위 자체로 약 300cal의 열량이 소비되고, 금식 후는 식사량이 증가할 수 있으므로 끼니는 거르지 말고 몇 회에 나누어 먹는 것이 좋다. 식품은 당질 65%, 단백질 15%, 지질 20% 정도가 좋으며 양질의 단백질을 충분히 섭취하여 필수 아미노산이 결핍되지 않도록 해야 한다.

감식을 하고 1주일 내에 갑자기 일어섰을 때 어지럽거나 무력감이 나타나는 경우는 수분 섭취량을 늘이면서 동시에 강압제를 주입하는 것이 좋다.

향신료는 식욕을 돋구므로 제한하는 것이 좋으며 음식은 천천히 잘 씹고 시간을 들여 즐겁게 먹고, 먼저 열량이 적은 채소나 국물 등을 먹고 주식은 나중에 먹으며, 야식은 삼가는 것이 좋다. 과일이나 무가당 쥬스도 총열량에 포함시켜야 한다. 그리고 강압제의 효가 및 운동요법의 강압효과를 증가시키기 위해서는 저염식이 필요하다.

염분을 제한 시킨 후에는 혈압이 강하게 되지만 그렇지 않은 경우도 있으며 감염식 시작 이전의 혈압이 높을수록 노인일수록 효과가 있다.

조리시에 염분을 줄이고 간장이나 대용소금을 사용하며 가공식품을 줄이고 음식이 뜨겁거나 설탕을 많이 넣을수록 짠맛을 덜 느끼므로 주의하고, 식초를 사용하면 간장의 사용량을 줄일 수 있다.

콜레스테롤이 많은 식품, 즉 버터, 계란노른자, 햄, 생선알, 바지락, 새우, 굴, 문어, 뱀장어, 마요네즈 등의 음식은 되도록 피하며, 채소를 많이 먹는 것도 콜레스테롤을 낮추어 주므로 도움이 된다.

(3) 운동요법

심장이나 혈압에 크게 부담이 가지 않은 가벼운 운동을 규칙적으로 매일 계속하는 것은 체중조절은 물론 혈압 조절에 효과적이다.

그러나 찬 곳에는 몸을 갑자기 노출시키거나 열탕에 갑자기 들어가는 등 외적 환경에 급격한 변화를 주어서는 안되며, 특히 고혈압이 심한 환자가 추운날 새벽운동을 하는 것은 오히려 위험하다.

3) 고혈압 환자가 지켜야 할 사항

(1) 과로를 피하고 충분한 수면을 취하여 명랑하고 조화있는 생활이 되도록 노력한다.

(2) 긴장. 흥분. 분노. 고민 등 스트레스를 피하고 편안한 마음가짐을 갖도록 한다.

(3) 매일 아침·저녁으로 심장이나 혈압에 부담이 가지 않는 한도 내에서 적당한 운동을 규칙적으로 한다.

(4) 너무 찬 곳에 몸을 노출하든가 열탕에 들어가는 등 갑작스러운 환경 변화를 피하도록 한다.

(5) 동물성 지방, 짠 음식 및 과도한 당분섭취를 줄이고 채소류를 많이 섭취하며 식사량을 조절하여 표준 체중을 유지하도록 한다.

(6) 과음, 흡연 및 과도한 성행위를 피하도록 한다.

(7) 증세가 별로 없는 고혈압일지라도 합병증이 생기기 전에 꾸준히 치료를 하여야 하며 일단 치료가 시작되면 장기간 투약을 계속해야 하므로 부작용이 없도록 반드시 의사의 권유에 따르도록 한다.

제 2 절
당뇨병(Diabetesmellitus)

당뇨병은 탄수화물, 단백질 및 지방대사의 장애를 나타내는 질환으로서 혈당치가 200mg/dl 이상이면 증상을 나타낸다. 규칙적인 치료를 받아도 치료되지는 않고 증상을 조절하면서 살아야 하며, 여러 가지 합병증이 생기기 쉬운 질병이므로 적절한 치료상태가 유지되어야 합병증을 예방할 수 있다.

1. 원인

당뇨병은 제1형 당뇨병(인슐린 의존성 당뇨병)과 제2형 당뇨병(인슐린 비의존성 당뇨병)으로 분류한다. 제1형 당뇨병은 인슐린호르몬의 부족으로 일어나는 질환으로서, 주로 40대 이하의 젊은 연령층에서 발병한다. 이 경우 외부에서 공급하는 인슐린이 없이는 혈당을 조절하기 힘들며 생존에 위협을 받는다. 제2형 당뇨병은 주로 40세 이상의 연령층에서 발병하며 진행속도가 느리고 제1형 당뇨병에 비하여 임상증상이 뚜렷하지 않은 경우가 많다. 당뇨병은 그 질환 자체가 유전되지는 않지만, 당뇨병에 걸리기 쉬운 소인은 유전되므로 가족력이 관련된다.

2. 증상 및 예방

제1형 당뇨병에서는 갈증, 소변량의 증가, 다식, 체중감소, 허약감 등이 뚜렷하게 나타나며, 소변검사에서 당이 검출된다. 제2형 당뇨병에서는 증상이 서서히 진행되므로 자각증상이 없는 시기에 조기 발견하여 치료를 시작하면 증상이 없이 지낼 수 있다.

제2형 당뇨병 발생의 위험요인으로 비만증이 지적되고 있으므로 과체중이나 비만 등을 막아야 한다. 건강검진에는 반드시 혈액과 소변검사에서 혈당을 측정하는 검사가 포함되어 있어 당뇨병의 조기발견에 효과적이다.

3. 당뇨병의 치료

일단 당뇨병으로 진단이 내려지면 일평생을 두고 치료를 해야 하며, 건강관리만 잘하면 충분히 극복할 수 있다.

1) 인슐린 요법

인슐린은 당뇨병 환자의 혈당값을 내리게 할뿐 아니라, 건강한 사람이 이 주사를 맞아도 혈당을 떨어뜨린다. 인슐린이 당뇨병의 특효약인 것은 틀림 없지만 누구나 다 맞을 필요는 없으며, 잘못 사용하여 위험을 초래하기 때문에 각별한 주의가 필요하다. 인슐린은 꼭 맞아야 할 때 꼭 필요한 양만큼 맞는 것이 원칙인데, 꼭 필요한 경우는 다음과 같다.

(1) 식사 요법이나 먹는 약으로 조절이 잘 안 될 때

(2) 수술이 필요할 때

(3) 임신했을 때

(4) 세균에 감염되었을 때

(5) 식사 요법으로 잘 조절되다가 다시 악화될 때

(6) 당뇨병 혼수를 일으켰을 때

특히 당뇨병으로 혼수상태에 빠지면 빨리 인슐린을 맞아야 한다.

2) 식이요법

당뇨병이 인슐린의 부족으로 생기는 병이므로 인슐린의 소비를 절약하는 방법으로 식이요법이 있는데, 첫째는 당질의 섭취 제한과, 둘째는 칼로리의 제한이다.

노인의 일상생활에 필요한 영양소는 칼로리를 발생하는 식품과 그렇지 않은 식품이 있다. 즉, 비타민이나 미네랄이 들어 있는 식품은 칼로리가 매우 적다. 과일, 채소, 해조류 같은 것은 칼로리는 거의 없고, 그 대신 비타민, 미네랄은 많은 함유되어 있다.

당뇨병 환자에게는 이처럼 칼로리 양이 적고 영양가가 높은 식품이 좋다.

제 3 절
퇴행성 관절염

골관절염(Osteroarthritis), 골관절증(Osteoarthrosis)이라고도 하는 퇴행성 관절염은 관절연골이 국소적 퇴행성 변화가 관절연골이 닳아 없어지면서 관절에 통증, 종창, 운동제한과 변형을 일으키는 질환이다. 연골의 퇴행성 변화가 진행되면 연골하골(subchondral bone)이 노출되고 경화, 관절주변의 골의 과잉형성, 관절의 변형 등이 발생할 수 있다.

1. 원인 및 증상

퇴행성 관절염의 원인은 확실히 밝혀지지 않았으나 나이, 성별, 유전적 요인, 비만성, 특정 관절 부위 등이 선행인자로 생각되고 있다. 즉, 나이가 많을수록, 그리고 가족력과 관계가 있고, 남성보다는 여성에 많다. 비만의 경우 정상보다 2배 정도 빈도가 높고, 이때는 주로 체중부하관절에 발생한다. 초발 부위 관절은 요추부, 고관절, 슬관절, 엄지손가락의 수근수장관절 및 발의 모지, 종족지관절 등이다.

퇴행성 관절염의 초기에는 가벼운 동통이 가장 흔하다. 이는 춥거나 습기가 많은 날씨에는 악화되기도 하고, 운동시 쉽게 피로감을 느끼고, 종창 및 운동장애를 호소한다. 이후 서서히 진행하면서 점차적으로 운동시 마찰음, 운동제한 관절에 변형을 초래한다. 수지의 원위지관절에는 후외방에 골극(spur)이 형성되기도 하는데, 이를 헤베르덴 결절(Heberden's node)이라고도 한다.

2. 퇴행성 관절염의 치료

퇴행성 관절염을 완전히 치료할 수 있는 방법은 현재까지는 없고, 치료 목적은 통증을 경감하고 관절기능을 유지시키면서, 변형을 방지하고 이미 변형이 발생한 경우는 수술적으로 교정하여 통증을 느끼지 않은 운동범위를 증가시켜 일상생활에 도움을 주는 데 있다.

1) 보존적 치료

환자에게 질병의 상태와 병태를 충분히 설명하여 안정시키는 것이 중요하고 그 정도에 따라 약물요법과 국소적 요법으로 치료한다.

약물요법으로는 아스피린이나 NSAID(non steroidal anti-inflammatory drugs, 비스테로이드성 소염제)를 투여한다.

국소적 요법으로는 적당량과 휴식과 운동을 균형있게 시행함으로써 증상의 경감과 소실을 기대할 수 있다. 국소적 휴식으로 부목고정, 보조기착용, 견인요법을 실시하여 동통의 감소, 변형을 예방할 수 있고, 온열요법, 마사지 및 운동요법 등 물리치료를 병행함으로써 증상완화 및 근육위축을 방지할 수 있다.

심한 통증을 호소하는 경우에 관절에 스테로이드제제를 관절내에 주입하면 수일내에 동통과 종창이 소실되고 운동범위가 호전될 수 있으나 자주 사용하면 연골의 변성을 촉진시켜 해로운 영향을 끼치게 한다.

2) 수술적 치료

증세가 악화되어 일상생활에 지장이 심한 경우 수술적 치료를 실시하는데 목적은 동통을 없애주는 것이 가장 중요하며 기타 변형을 교정하고 관절 운동성을 유지해 주며 관절의 안정성을 얻거나 유지시키는데 있다. 일반적으로 사용되고 있는 수술방법으로 유리체제거, 활막제거술(synovectomy), 절골술(osteotomy), 관절정형술(arthoplasty), 관절고정술(arthrodesis)등이 있다.

제 4 절 만성 폐쇄성 폐질환

1. 원인 및 증상

만성 폐쇄성 폐질환은 폐기종(emphysema), 만성기관지염(chronic bronchitis), 천식(asthma)등을 말하는데, 폐기종은 종말 세기관지(terminal bronchiole)말단부위의 파괴에 대한 병리학적 표현이며, 천식은 폐에 있는 작은 기관지들이 좁아지기 때문에 심한 호흡곤란이 주기적으로 일어나는 병이다. 만성기관지염은 연속되는 2년 동안 3개월 이상 객담을 생산하는 병적 상태이다. 노인층에서 나타나는 만성 폐쇄성 폐질환의 원인중 가장 중요한 것이 흡연이며, 이외에 유전적 요소, 직업적 요인등이 있다. 호흡곤란, 만성 기침, 객담등이 주요 증상이며, 호흡기외의 다른 질환이 생겨서 호흡기계에 나쁜 영향을 줄 때야 비로소 증세가 발현되기도 한다.

2. 폐쇄성 폐 질환의 치료

기관지(bronchial)의 청결을 증진시키는 것이 폐쇄성 폐질환의 치료에 매우 중요하다. 이를 위해 흡연과 같은 자극성 물질의 접촉을 피하고 기관지의 수분 공급을 적당히 유지시키며, 알맞은 운동과 항생제 및 기관지확장제 등의 처방이 필요하다. 폐기능을 악화시키는 비특이성 자극제에는 담배, 먼지, 공기오염, 온도나 습도의 변화가 포함되는데, 이런 자극물질의 일부는 환기조절에 의해 경감시킬수 있다.

노인에게 있어 금연은 아주 중요한데 하루 2갑의 담배를 피우는 65세의 노인이 담배를 끊으면 관상동맥질환, 뇌졸중, 폐암에 기인한 사망률 감소로 평균 4년의 기대수명을 얻을 수 있다. 다량의 객담을 호소하는 환자는 흉부타진(percussion)에 의한 체위 배액법(postural drainage)에 의해 효과를 볼 수 있는데, 가족을 교육시켜서 지속적으로 시행될 수 있다. 심한 호흡곤란이 있는 환자에게는 의식적으로 천천히 호흡을 하게하고, 입술을 오므리고 호흡(pursed lip breathing)을 함으로서 통기(ventilation)를 개선시킬 수 있다.

3. 폐 재활(Pulmonary Rehabilitation)

폐질환 환자에게 폐의 재활요법이 상당히 도움이 되는데, 진행된 만성 폐쇄성 폐질환환자를 위해 고안된 대부분의 재활 프로그램은 육체적 회복, 영양상태, 정신사회적지지, 질병에 관한 교육, 금연 등을 통합한 것이다.

호흡근육의 힘이나 인내력 손상이 만성 폐쇄성 폐질환 환자의 환기(ventilation)를 제한할 수 있는 요인이 되며 환기근육의 피로와 나약해짐은 환자의 운동제한에 중요한 역할을 하므로 특별한

훈련에 의한 여러 방법이 개발되었다.

이러한 환기근육 훈련에 대한 연구의 대부분이 중년층에 국한되어 왔지

만, 입술을 오므리면서 쉬는 호흡(pursed lip breathing)과 흡입저항훈련(inspiratory resistance training)과 같은 일련의 방법은 노인에게도 효과를 줄 수 있다.

제3장

노년기 우울증과 심리상태

1절 노년기 우울증의 이해

2절 노년기 우울증의 원인과 치료

제 1 절 노년기 우울증의 이해

노년기 문제 중 정서적인 장애 우울증의 사회학과 심리학적 접근 방법이 널리 알려져 왔다. 그러나 그것이 근본적인 노인 개인의 문제를 밝히고, 해결하기에는 부족한 듯 하여 본 글에서는 노년 심리의 생리·병리적인 기초를 기술하였다. 노년기의 정서장애 중 우울증의 원인과 증상의 촉발 요인과 치료에 대하여 기존의 연구 자료를 검토하여 밝혀 보고자 한다.

1. 노년기의 기본적 특성 이해

1) 노화의 지연

(1) 호르몬

유전학자들에 의하면 고갈된(낡은)호르몬을 새 호르몬으로 대체시키는 호르몬 대체 요법에 의해 노화를 지연시킬 수 있는 가능성을 엿볼 수 있다. 동물이나 인간에게 성장호르몬 주사 결과 척추뼈의 고밀도가 높아지고 근육이 생성되며 지방이 감소되는데 이러한 변화는 다시 젊음을 되찾게 해주는 것으로 보인다. 그러나 더 많은 연구가 필요하다(Darrach, 1992).

(2) DHEA

DHEA 부신 호르몬은 우리 신체가 효율적으로 기능을 발휘하도록 돕는다. 30세가 넘으면 DHEA감소, 50세경에는 젊은 시절의 30% 정도 밖에 분비되지 않는다. DHEA는 노화지연의 효과가 있으며, 체지방을 $\frac{1}{3}$로 줄이고, 동맥경화를 예방하고, 당뇨병을 완화시키며, 암발생률을 줄이고 면역체계의 기능을 향상시키며 수명을 20%정도 연장하는 것으로 나타났다(Darrach. 1992).

(3) 칼로리

동물을 대상으로 한 실험에서는 칼로리 섭취를 65% 낮추면(주로 지방섭취 줄임) 수명이 34% 연장되었으며 더불어 종양이 커지는 것을 억제하고 신장기능이상이 지연되고 근육 손실이 줄고, 노화와 관련된 변화가 더디게 나타났다.

2) 발달이론에서 본 노인의 성격

전 생애 발달심리학에서 연령의 증가에 따라 나타나는 신체적, 심리적 변화는 성장발달해가는 변화와 퇴화해 가는 변화이다. 양적인 성장은 청년기까지 모두 이루어지며 내적인 성숙은 50대 이후에 가능하다는 Jung, Maslow, Erikson 등의 전생애 발달 이론에 근거한다.

(1) Erikson 이론(자아통합 대 절망감)

이 단계에서 발달하는 미덕은 지혜이며 죽음을 직면했을 때 나타나는 인생 그 자체에 대한 박식하고 초연한 관심사이다. 지혜는 자기 자신, 자신의 부모, 자신의 인생의 불완전함을 인정하는 것을 의미한다.

· 자아통합 : 자신의 삶의 의미가 만족스러운 것으로 인식.
· 절망감 : 원망과 쓸쓸함. 불만족스러운 마음으로 삶을 돌아보게 한다. 그들은 자신이 바라던 삶을 창조할 수 없었다고 느끼거나 이러한 실망감에 대해 다른 사람을 비난하게 된다.

(2) Havighurst의 인생재정립 이론

Havighurst(1973)는 노화현상과 관련하여 개인과 그가 생활하고 있는 사회에서 어떠한 형태의 상호작용이 일어나고 있는가에 관심을 가지고 연구했다. 이 시기의 중요한 과제는 심리적으로 위축된 시기에서 상실에 대한 적응과 보상물의 발견 및 재정립이며 새로운 생활관의 재정립이다.

건강, 수입 감소, 고독에 대한 적응과 사회생활을 봉사활동으로 전환, 취미활동 재정립 등 노년기의 정체감 형성의 과제로 등장한다.

(3) Levinson의 인생계절론

어느 일정시기에 생의 구조에 따라서 각 시점에 어떤 선택을 하는가에 따라 그의 생애 구조가 달라진다는 것이다. 그가 선택된 것이 무엇인가를 보면 그 생애의 중심요소들이 무엇인가를 알 수 있다. 또한 자신의 신체적 노화와 동료들의 노화를 재확인하는 시기이다. 권위와 힘이 감소해 가는 것을 느끼고 자신의 에너지를 새로운 형태의 업무와 놀이에 투입하려고 한다. 현실적으로 새로운 상황이 나타나면 거기에 맞는 인생의 구조를 가지려고 하는 것이다.

3) 노인의 성격 적응 유형
— 뉴 카르텐의 이론(Neugarten)

노년기가 되어 성격이 급격히 변화하는 것이 아니라 시간이 지날수록 일관된 성격이 나타난다고 보았다. 중년을 불평, 불만으로 지냈으면 그런 노인이 되는 것 같고 시무룩한 성격의 사람이 늙게 되면 시무룩한 노인이 되는 것이다.

- 통합형 — 인지적 기능이 건강하고 정서적으로 안정되어 있는 성격으로서 자신의 삶의 높은 만족감을 갖고 싶다.
- 방어적 성격 — 완전무장 방어적 성격은 성취지향적인 유형으로써 자신에 대한 엄격한 통제와 강한 노력으로 자신의 노후를 적응하려고 노력하는 유형이다.
- 수동·의존적 성격 — 자신의 욕구를 가족이나 주위 사람들에게 강하게 의존하는 노인들이다.
- 비통합된 성격 — 성격의 와해형으로 볼 수 있으며 노인들은 성격적으로 감정적이며, 인지적 결함을 나타내는 부적응형의 노인들이 이유형에 속한다.

4) 노인의 심리적 특성(M. Blenker)
(1) 사회적 의존성의 욕구
(2) 경제적 의존성의 욕구

(3) 신체 의존성의 욕구

(4) 심리적·정서적 의존성의 욕구

(5) 정신적 의존성의 욕구

2. 노년기 심리의 생리적·병리적 기초

1) 뇌

인간의 뇌는 가장 사람답게 살 수 있는 중요한 기관이다. 동물의 뇌에 비해서 훨씬 진화된 뇌가 사람을 사람답게 한다. 지적 활동을 왕성하게 할 수 있는 인간의 뇌는 동물에 비해 고도의 정신 활동을 영위하는 능력이 있다.

뇌는 두개골(머리뼈)로 싸여 있으며, 뇌척 액은 외부의 충격으로부터 보호하기 위함이다.

뇌의 내부구조는 복잡함 네트워크로 짜여져 있다. 뇌는 단순한 한 덩어리가 아니며, 뇌 내부에 여러 개의 뇌가 복잡하고 밀접한 관계를 가지며 각각 적합한 역할을 담당한다.

뇌는 조금이라도 손상하면 그 기능을 충분히 발휘할 수 없으며 사람으로서 기능이 떨어지는 중대한 결과를 초래한다.

2) 신경전달물질

인간의 뇌는 약 1,000억 개의 신경세포(neunon)가 있다.

신경세포는 전기 및 화학적 전달 방식을 갖으며, 신경세포들 사이에는 시냅스 공간이 약20~50mm 간격으로 떨어져 있다(1 nanometer = 1/10억 미터).

신경전달 물질은 이 공간에서 외부 정보를 중추 신경계에 전달하고, 신경 세포간에 정보를 전달하는 기능을 한다.

(1) 신경전달 물질의 유형

① 아미노산계열 (amino acid families)

아미노산계열은 아미노 그룹(NH_2)과 카복실산 그룹(COOH)을 포함하며, 이 계열은 감마아미노부티락산(GABA), 글라이신(GLY), 글루타민산(GLU)이 있다.

② 아민계열(amines families)

아민계열은 탄소(canbo), 수소(hydrogen), 질소(nitrogen)의 분자로 만들어졌으며, 계열로는 세로토닌(5-HT), 도파민(DA), 노에피네프린(NE), 에피네프린(E)이 있다.

③ 펩타이드(peptides)

펩타이드는 최소 2개에서 100개의 아미노산으로 구성되어 있으며, 신경전달 물질로서 가장 미지의 영역이다.

이 계열로는 CCK 등 Substance P(통각에 영향)가 있다.

(2) 신경전달 물질의 생성

신경전달 물질의 생성은 아미노산, 글루코스, 콜린 등을 전구 물질로하여 신경세포내의 효소와 반응하여 특정 신경전달 물질로 변환된다.

각 신경세포는 한 가지 신경전달 물질만 사용한다. 즉, 세로토닌은 트립토판, 도파민과 노에피네프린은 타이로신, 글루타메이트, 아스파테이트, GABA는 글루코스, 아세틸콜린은 콜린으로부터 만들어진다.

말초신경계 세포는 아민계열과 펩타이드 계열을 동시에 사용한다. 신경전달물질은 시냅스 공간으로 분비되어, 인접 신경세포로 전달된다.

(3) 신경전달 물질의 기능

① 아미노산 (amino acid)

단백질을 구성하는 기본 골격이다.

중추신경에서는 글루타민산, 글라이신, 감마아미노부티릭산이 신경전달 물질로 기능한다.

• 글루타민산(glutamin acid)

뇌 전역에서 발견되는 흥분성 신경전달 물질이다. 동양음식에 많이 들어가 있으며, 글루타민산에 민감한 사람은 말초신경의 과잉흥분으로 일시적 현기증과 마비를 경험한다.

• 글라이신 (glycine)

척수와 뇌하부에 분포되어 있으며 억제성 신경 전달 물질이다. 파상풍 박테리아가 파상풍을 일으키는 독소를 분비하는데, 이것이 시냅스 활동을 차단하게 되면 운동 뉴런의 활동이 억제되어 근육이 수축되고 몸이 경직된다.

- 감마아미노부티락산(GABA)

억제성 전달물질이고, 뇌와 척수 전역에서 발견된다. GABA성 뉴런의 변성은 헌팅톤 무도병을 일으킨다. 이 병은 기저핵에 있는 GABA성 뉴런들과 아세틸콜린성 뉴런들이 죽어서 생기는 병이다. 주로 백인들에게 생기는 유전적인 병으로 제4번 염색체의 이상조합이 주 원인이다.

이 병의 증세는 물건을 잡고 있는 손이 떨리고, 혀를 내밀어서 한동안 정지 못 시킨다. 심리적 현상으로 우울이 심해지고 기억력이 급격히 쇠퇴한다.

- 모노아민(catecholamine)

중추신경계내에서 뇌기능의 활동을 증가시키거나 감소시키는 조절자 역할을 한다.

② 카테콜라민(catecholamine) : 에피네프린, 노에피테프린, 도파민

- 도파민(dopamine : DA)

시냅스 후 수용기에서 흥분성 또는 억제성 역할을 하며 운동, 주의, 학습, 약물 중독 등의 기능에 관련돼있다.

전구물질은 필수 아미노산의 하나인 타이로신 → L도파 → 도파민 → 노에피네프린으로 변형된다.

정신분열증의 도파민 관련성은 파킨스병 치료과정에서 밝혀졌다. 주요증상으로 무기력, 불수의적 떨림, 균형감각이상, 운동개시의 어려움 등을 보인다.

파킨스병 치료목적으로 L도파를 투여하여 증상을 경감시킬 수 있으나 부작용으로 도파민이 과다 생성되어서 정신분열증 증상을 보이는 경우가 있다.

- 노에피네프린(norepinephnine : NE)

뇌와 말초자율신경계에서 전달물질의 역할을 한다. 말초에서는 특히 자율신경계에 작용을 한다. 중추의 뇌교부로의 청반 부위가 가장 많은 노에피네프린을 함유하고 있다.

청반은 주의집중, 각성, 수면, 각성 사이클 조절에 영향을 미치는 것으로 알려져 있으며, 학습과 기억, 불안과 통증, 감정, 대뇌 대사 수준을 조절한다. 청반은 뇌의 좌우 1개씩 있으며, 약 1만 2천개의 신경 세포로 구성되어 있다.

백화점 같은 기능으로 신경연결이 매우 확산적이며, 시상, 시상하부, 변연계, 신피질, 소뇌, 척수 등과 연결되어 있다.

청반은 교감신경 역할을 담당하며 어떤 자극에 대한 대뇌 반응을 보이며, 정보처리의 흐름을 촉진하는 것으로 볼 수 있다.

우울증을 야기시키는 것은 노에피네프린의 화학적 부조화로 추측된다.

- 세로토닌(senotonin : 5-HT)

세로토닌은 필수 아미노산인 트립토판으로부터 변화된 것이다. 트립토판은 우유와 바나나에 많이 함유돼 있으며, 공격행동과 우울증에 영향을 미친다. 정서행동과 기분을 통제하는 것은 세로토닌성 라페핵이며, 라페핵은 수면, 각성 사이클을 조절하고 수면 단계에 따른 뇌 각성 수준을 조절한다.

- 아세틸콜린(acetylcholine : Ach)

아세틸콜린은 아세테이트와 콜린의 결합으로 구성되어 있으며, 중추신경계와 말초신경계에 모두 사용된다.

말초에서는 신경, 근육 연접에 작용하여 근육의 운동방향을 조정한다. 손가락, 팔, 다리에 들어가는 힘조절, 신호의 강도 결정하는 매개체가 아세틸콜린이다.

말초의 작용은 골격근에서 흥분 작용을 일으켜 근육활동강화, 심장근에서 억제 작용을 하여 심장박동을 낮추는 역할을 한다.(응급환자에게 아세틸콜린을 주사하면 심장 박동 촉진, 생명을 연장할 수 있다.)

3. 정신장애

정신장애는 구조적 바탕과 역동적 발달을 토대로 정신장애 소인을 지니게 된 인격과 인격에 가해지는 스트레스의 상호작용에 의해 나타난다. 여러 생리과정과 정신 역동적 요소가 서로 작용하여 성숙한 인격이 발달되며, 이러한 과정과 작용은 유전적, 체질적 결정 인자를 통하여 해부학적 구조에 영향을 미친다.

정신장애의 가장 큰 유발요인은 자아기능의 실패나 생활 속에서 겪는 스트레스를 내적으로 적용할 수 없는 경우 돌발적인 급성 정신 장애로 나타난다.

인격발달의 장애가 있는 사람들이 사회적으로 성숙해 감에 따라 점차적으로 책임이 무거워지는 과제를 수행해가는 데 서서히 정신장애가 진행된다.

1) 정신분열증(Schizophnenia)

정신이란 병적 행동이나 증상이 있을 때 뚜렷하게 나타나는 어떤 힘들이 서로 끊임없이 부딪히고 있는 평형 상태와 같다. 정신분열은 마음을 구성하는 여러 기능들의 불협화음으로 현실과 괴리되고 생각과 검정이 통합적으로 작용하지 않는 상태이다.

노년에 처음으로 발병하는 것은 만발성 정신 분열증이며, 만성정신분열증은 조기에 발병하여 노년까지 장애가 지속된다.

(1) 정신분열증의 발병원인
① 정신분열증의 유전적 소인을 갖고 태어난 사람은 심리적 외상이나 스트레스가 함께 만나면 정신분열증의 촉발 가능성이 높다.
② 정신분열증과 도파민의 연관성으로 신경세포들이 도파민을 너무 많거나 적게 분비하는 경우와 도파민 수용기가 가민한 경우 등 도파민의 활

동이 이상적일 경우 발병한다(정신분열증 운명환자의 부검에서 도파민 수용기가 정상 수용기의 2배 이상 많음이 밝혀졌다).

도파민의 과잉은 망상적 사고와 관련이 있으며, 편도체로 연결되는 도파민성 신경세포의 과잉활동은 편집성 망상을 촉발한다(Fibiger. 1991).

③ 면역시스템 결함의 유전은 바이러스 성 질환에 취약해져서 대뇌 손상으로 인해 정신분열이 발병되는 경우도 있다.

2월, 3월, 4월, 5월에 태어난 사람이 발병 빈도가 훨씬 높은 것은 태인 대뇌형성의 결정적 시기인 2-5개월 사이에 바이러스성질환에 감염되었을 경우 뇌 발달에 나쁜 영향을 미친다.

4. 기분(정동)장애

현실적 사건으로 설명할 수 없는 의기 양양(조중)함이나 극단적인 절망(우울증)감이 2주 이상 지속될 경우 기분 장애로 본다.

1) 기분장애의 생화학적 요인과 우울증

모노아민성 뉴런의 활동저하가 우울증을 유발하며, MAO 억제제나 노예피네프린 재흡수를 막는 약물이 우울증을 완화시키는 효과를 가져오므로 모노아민가설이 지지되고 있다.

대뇌 속의 모노아민 중에 세로토닌의 양이 낮아지게 되면 우울증을 심하게 겪게되며, 자살 경향은 뇌 척수액의 5-HIAA의 수준 저하와 관련이 있다.

2) 기분장애의 유형

(1) 반응성 우울증(reactive depression) : 외부의 구체적 사건에 뒤이어서 나타나는 증상이다. 현실적으로 구체적 원인이 있는 반응성 우울증은 처음 잠들기가 어렵지만 잠들고 나면 잘 깨지 않는다.

(2) 내인성 우울증(endogenous depression) : 외부의 구체적 사건이 없음에도 개인의 고유한 특성으로 나타나는 증상이다. 내인성 우울증은 자살할 가능성이 높으며, 거의 움직이지 않거나 목적 없이 왔다 갔다 할 때도 있으며, 수면장애로서 일찍 깨었다가 다시 잠들기 어렵다.

(3) 계절성 기분장애는 밤이 긴 겨울철에 우울증에 빠지는 경우가 많은 이유로 탄수화물에 대한 욕구가 높아져서 비만증을 초래하는 경향이 높다.

(4) 양극성 장애는 조증과 울증이 번갈아 나타나는 경우이며, 울증이 조증에 비해 3배 정도 길게 나타난다.

5. 불안장애(DSM-Ⅲ : 1980. 처음 사용한 진단용어)

1) 증상

비현실적이고 근거없는 공포를 느끼고 불안을 보인다. 불안이 삶의 우협에 정상적인 반응으로 간주될 수 있지만 불안의 정도가 지나쳐서 부적절하고 비현실적인 수준으로 심해지거나 위협적이지 않은 대상에 대해서도 불안을 보이거나 병리적인 불안 상태를 일으킨다.

- 정신신경증 (DSM-Ⅲ 이전의 진단명)

  정신분석적인 이론에 의해서 설명되는 심리장애이다.
- 불안이 직접 관련되는 장애 : 공포신경증, 불안신경증, 강박신경증, 히스테리, 건강염려증, 우울신경증, 성도착신경증이다.

2) 불안장애의 유형(DSM-Ⅲ 진단명)

(1) 공황장애(panic disorder)

심각한 불안이 엄습하여 몇 시간동안 지속되는 신체증상이 명백하게 나타나므로 신체질환으로 판단한다.

외부증상으로 숨이 가빠지고, 땀이 나며, 불규칙적인 심장박동, 현기증, 실신이나 비현실감이 나타나며 대개 성인 초기에 발병하여 35세 이후에는 걸리지 않는다.

예상불안, 광장공포증 같은 형태로 나타난다.

유전 가능성이 높으며 직계가족이 있을 경우 30% 일치률이 보인다(광장공포증, 대인공포증, 특정공포증).

(2) 강박장애(obsessive compulsive disorder)

강박장애는 자신의 생각과 행동이 무의미하다는 것을 알고 있지만 강박관념과 강박행동에 시달리게 되고 특정행동을 수행하지 않을 수 없게 되어서 상동 행동을 한다.

주로 성인 초기에 발병하며 강박행동은 4가지 범주 즉, 세기, 검사하기, 씻기, 피하기 중 한 가지를 특정적으로 보인다.

강박증의 원인은 세로토닌성 시냅스의 활동 감소로 발병하며 출생시의 외상, 뇌염 등 기저책, 대상회, 전전두피질의 손상도 중요한 원인이 된다.

유년기에 발생하는 뚜렛증후군과도 연관이 있다.

- 뚜렛증후군(Toureette's Syndrome)

유년기에 발생하는 뚜렛증후군은 얼굴 찌푸리기, 우왕좌왕하기, 소리 지르기, 쿵쿵거리기, 기침하기, 중얼거리기, 특정한말 되풀이하기 등 근육경련과 음성경련을 일으키는 특징이 있다.

(3) 범불안장애

일상적인 삶속에서 여러 가지 사건이나 활동에 지나치게 걱정인자 불안을 보이는 장애

6. 우울증의 증상

1) 신체에 나타나는 증상
- 식욕은 없어지고, 체중이 증가하거나 감소한다.
- 열이 올랐다 내렸다 하고 추위를 타게 된다.
- 손발이 저리고 붓는다.
- 가슴이 답답하고 어깨 통증도 이생긴다.
- 소변곤란 및 생리불순이 생긴다.
- 두통에 시달리기도 한다.
- 변비가 생긴다.
- 만성적인 소화불량이 있다.
- 매사가 짜증이 나고 피로가 심하다.

2) 마음에 나타나는 증상
- 우울감, 무력감, 매사에 의욕이 없어지고 모든 일에 재미가 없다.
- 불면증에 시달리고 아침에 일어나는 일이 힘들어진다.
- 집중력, 기억력, 판단력이 떨어진다.
- 죽음을 생각한다.

제 2 절 노년기 우울증의 원인과 치료

　노년기에 나타나는 심리장애 중 우울증은 우리나라 노인 5명 중 1명이 겪고 있는 흔한 정신질환이다(김미혜 외. 2000).

　심리장애는 노화로 인해 필연적으로 나타나는 현상은 아니고, 생활스트레스, 성격특성, 대처기술, 생물학적 요인 등 다양한 요인이 작용한다. 노인은 신체적, 심리적, 사회적인 쇠퇴와 노화형상으로 다른 연령보다 심리적 장애가 취약하다.

　우울의 증상은 연령에 따라 다르게 나타난다.

　아동은 품행상의 문제 행동으로 표현되며, 노인의 경우는 불안, 초조, 신체 증상으로 표현된다(우울한 기분, 흥미의 상실, 활력의 감소와 피로감, 주의 집중력 감소, 자존감과 자신감 감소, 죄책감과 무가치감, 미래에 대한 비관적 견해. 지혜, 자살의 생각, 행동, 수면장애, 식욕의 감퇴).

　우울증은 노인들의 삶을 저하시키고, 극단적으로 자살 충동까지 느끼게 하며, 가족들에게도 큰 영향을 미친다.

　우울증 노인의 배우자는 슬프고 상한 마음을 갖으며, 자녀들은 죄책감을 갖는 등 가족관계의 왜곡된 현상을 초래한다.

1. 생물학적 의학적 요인

유전에서 나타나거나(가족력), 갑작스런 건강의 악화와 만성적인 질병으로 관절염, 고혈압, 심장질환, 암, 호르몬제, 파킨슨 치료제 등 다른 질병을 치료하기 위해 사용한 약물로 인한 부작용 또는 질병 자체로 우울증이 발병한다.

2. 사회적 요인(자아통제감 저하)

1) 노인 우울증의 주요 원인인 독거환경, 경제적 곤경, 신체적 기능의 약화, 비공식적 지원의 감소와 상실, 성별 차이, 시설 기관에 수용 등이 우울증으로 전이 된다.
2) 은퇴는 사회적 역할 상실로 경제적 소득감소, 건강악화, 배우자 상실과 기존 관계망의 와해 등은 자아 통제감의 저하로 우울증의 원인이 된다.
3) 일상생활 속에서 겪는 스트레스는 부정적인 생애의 사건은 우울증을 촉발시키는 요인으로서 자아 존중감을 낮게 해 주며, 자아 통제감에 손상을 준다.

3. 심리적, 성격적 요인

우울은 슬픔과 비관이 합쳐서 생기는 것이다.

성격 특징으로는 꼼꼼하고 완벽주의적인 강박적 성격 (post. 1972.)과 다른 사람의 반응에 예민하고 정서적 기복이 심하다. 모호한 신체적 증상은 자주 호소하는 신경증적(Abrams 등. 1991.)인 경향성이 우울증과 관련이 있다.

1) 우울 신경증은 불안하지만 망상적인 생각이나 이인증은 볼 수 없으나 가슴이 답답하고, 금방 피곤해지는 증상이 보인다. 변비가 생기고, 체중이 급격히 감소하고, 잠도 잘 이루지 못하는 등 신경쇠약 같은 증세가 나타난다. 특히, 우울증은 자살의 확률이 높다.

   심리적인 기제로서 학습된 무력감은 환경을 스스로 통제할 수 없을 때 학습된 무력감에 빠진다(반은 - 결과의 비유관성).

   인지이론(Beck. 1979.)에 따르면, 인생의 삶의 초기에 경험하는 신념의 형성은 잠재된 것으로서 부정적인 생활사건에 의해 자신과 세상을 부정적인 신념에 따라 해석하고, 미래에 대해서도 부정적으로 해석하는 심리적 기제는 우울증의 핵심 특성이다(나는 더 이상 행복해 질 수 없다. 나는 무가치하다).

2) 조증(Mania)의 증상은 우울 신경증의 특징으로, 우울증과 정 반대 현상으로 흥분을 잘하거나, 정서나 감정의 반응에 매우 민감하고, 침착성을 잃고, 탈선적인 행동을 하루에도 수 십번씩 되풀이 하는 상태이다.

3) 경비한 조증은 신경질 증상으로 병원에 입원할 정도는 아니나 인내심을 길러주는 것이 치료의 한 방법이 될 수 있다.

4) 급성 조증은 흥분의 정도가 극단적이며 자신을 비판, 싫어하고, 기존 권위에 항상 반대 극적으로 의기 양양상태가 공격적인 행동으로 나타난다.

5) 중증의 조증은 항상 자신은 망상 속에 살기 때문에 그 속에서 이상이나 지시를 따르고, 외부와의 관계를 단절시키고, 자신과 다른 사람에게 항상 위험한 존재로 살아간다.

4. 노년기 우울증의 치료 및 예방

1) 항우울제 약물치료와 전기 충격요법

노년기 우울증은 신체적 질병이 동반되는 경우가 많으므로 질병에 대한 치료가 병행되어야 하며, 치료 시에는 가족의 개입과 협조가 필요하다.

가장 많이 처방되는 약물로는 삼환제, 저항우울제를 사용한다. 세로토닌 재흡수 억제제(SSRI)는 효과적이고 부작용이 적어 자주 처방된다. 젊은 사람에 비해 항우울제의 반응이 늦기 때문에 항우울제의 기대효과는 4~5주의 기간이 필요하다.

충분한 효과와 재발을 막기 위해서는 의사의 처방에 따라 오랜 기간 복용이 필요하다.

조증이나 조울증 치료에는 리치움(Lithium Salts)이라는 약을 사용한다. 리치움은 효과는 크지만, 중독성 위험이 있으므로 선택적으로 사용한다.

- 전기치료 요법은(ECT) 한쪽 관자놀이에서 다른쪽 관자놀이로 70~130 볼트의 전류를 약 0.1초~0.5초 동안 흘러 보내는 치료 방법이다. 약물치료는 장기치료를 요하는데 전기 충격 치료는 2~10회 정도의 치료로 효과가 있다(자살기도 환자에게 특히 효과가 있다).

2) 심리치료와 상담

　심리치료는 약물치료의 대안으로 혹은 약물치료와 병행하여 실시되는 보조요법으로 우울증의 빠른 회복과 재발을 방지하는 데 큰 효과가 있다.

　우울증의 발생에 중요한 영향을 미치는 상실감과 외로움은 그 자체로서 다루지 않는다면 우울증의 완전한 호전과 호전 상태의 지속은 어려울 것이다.

　문제해결 중심적이고 지지적인 상담은 노인의 상실감과 현실적인 갈등을 해결 할 수 있는데 도움이 되며, 문제해결이나 노인의 의사결정에 따뜻한 마음으로 배려하는 정서적 지지는 외로움을 달래고 자기 가치감을 회복하는 데 많은 도움이 된다.

3) 예방적 접근

(1) 사회적 지지는 개인이 안고 있는 문제점들을 해결하는 데 도움을 주며, 정서적인 안정감을 제공하는 것은 손상된 자아 통제감과 자기 존중감을 회복시켜 주므로 우울증 등 불건강한 정신건강 상태를 미연에 예방할 수 있게 한다.

(2) 사회과학분야에서 우울증의 치료 및 예방으로 노인들의 환경 내에서 자신들의 잠재력을 최대한 발휘할 수 있도록 초점을 맞추고 있다.

노인들이 자신에 대하여 객관적인 시각을 갖게하여 자신의 문제점을 스스로 이해하고 해결할 수 있게끔 자신의 삶에 대한 통제력을 제고시키도록 해 준다.

4) 결론

인간은 발달하면서 사춘기, 갱년기, 노년기에 3번의 위기를 맞이한다.

노년기의 위기는 주변 생활에서 자주 일어나는 상실감과 고독, 신체적인 무력감, 사회로부터의 은퇴와 소외감이 우울증의 증상으로 나타난다.

노년기에 겪는 경제적인 빈곤과 신체, 심리적인 기능저하는 우울증을 더욱 촉발시키는 요인이 된다.

인간은 누구나 아름답고 행복한 노년의 삶을 위하여 노후에 대한 준비가 필요하다. 가족과 지역사회, 국가는 준비가 미흡한 노인에 대하여 더욱 관심과 사랑으로 배려하며 인간다운 생을 마칠 수 있도록 돕는데 역할을 다하여야겠다.

제4장

케어복지학의 이해

1절 케어복지학의 이해
2절 케어복지와 케어복지사의 이해
3절 케어복지서비스의 실천 장소

제 1 절 케어복지학의 이해

1. 케어복지의 필요성

1) 케어 대상자의 증가

(1) 인구학적 증가

경제성장에 따른 생활개선과 의료기술의 발달은 국민의 수명연장에 크게 기여하였다. 1971년대 우리나라 국민의 평균수명은 62.3세에 그쳤으나 1995년에는 73.5세로 증가함으로 24년 동안 평균수명이 11세 이상 증가하였다. 2002년에는 평균 77세를 기록하고 있다. 2005년 현재 우리나라 평균수명은 77.9세이고, 향후 점차 높아져 2030년 81.9세, 2050년 83.3세로 상승할 것으로 전망하고 있다.

한편, 평균수명 연장으로 인한 인구의 고령화는 우리나라만의 문제가 아니라 세계적인 추세이며 이는 곧 각 나라의 복지문제에 있어 대단히 중요한 부문을 차지하게 되었다. 〈표 3-1〉과 같이 2005년 현재 우리나라 평균수명은 77.9세로 선진국 76.2세에 웃도는 수준이나 일본 82.1세, 이탈리아 79.0세 보다는 낮은 수준이다. 그러나 향후 2050년 우리나라 평균수명은 83.3세

수준에 도달하여 선진국 평균수준 81.6세 보다 높아질 전망이다.

〈표 4-1〉 남녀 평균수명 추이

〈평균수명 및 사망자수 추이〉 (세, 천명)

	1971	1981	1991	2000	2002	2005	2010	2030	2050
평균수명 계	62.3	66.2	71.7	75.9	77.0	77.9	79.1	81.9	83.3
남자	59.0	62.3	67.7	72.1	73.4	74.8	6.2	79.2	80.7
여자	66.1	70.5	75.9	79.5	80.4	81.5	82.6	85.2	86.6
사망자수	238	238	250	247	247	255	287	493	736

(2) 고령인구의 증가

2005년 평균수명(0세 기대여명)은 71년 62.3세에서 15.6세 증가한 77.9세이며, 향후 2030년 81.9세, 2050년 83.3세로 늘어날 전망이다. 2005년 남자의 평균수명은 71년 59.0세 보다 15.8세 증가한 74.8세이며, 향후 2030년 79.2세, 2050년 80.7세로 늘어날 전망이며, 2005년 여자의 평균수명은 71년 66.1세 보다 15.4세 증가한 81.5세이며, 향후 2030년 85.2세, 2050년 86.6세로 늘어날 전망이다.

〈표 4-2〉에 나타난 바와 같이 2005년 65세 이상의 노령인구는 4,383천명으로 70년 991천 명에 비해 4.4 배가 증가했고, 2030년에는 2005년의 2.7배인 11,899천 명이나 될 것으로 전망한다. 70세 이상의 인구도 2005년 2,686천명에서 2030년에는 3.9배가 증가한 8,140천 명에 도달할 것이다. 80세 이상의 인구도 2005년에는 678천명에 불과하나 2030년에는 약 4배가 증가한 2,711천에 이르리라 본다.

65세 이상의 노령인구의 성비는 2005년 67.1%에서 상대적으로나마 사망률의 개선속도가 빠르게 진전되어 2020년 77.0%, 2030년 81.2%로 높아질 전망이다.(자료 : 통계청, 장래인구추이통계, 2005)

〈표 4-2〉 연령계층별 노령인구 추이

(천명, %, 여자 100명당)

	1970	1980	1990	2000	2005	2010	2020	2030
65세 이상	991	1456	2195	3395	4383	5354	7821	11899
구성비	3.1	3.8	5.1	7.2	9.1	10.9	15.7	24.1
성비	70.0	59.7	59.8	62.0	67.1	70.5	77.0	81.2
70세 이상	563	832	1294	2014	2686	3537	5231	8140
구성비	1.7	2.2	3.0	4.3	5.6	7.2	10.5	16.5
성비	68.8	51.0	52.6	53.8	58.2	70.5	70.0	75.6
80세 이상	101	178	302	483	678	969	1877	2711
구성비	0.3	0.5	0.7	1.0	1.4	2.0	3.8	5.5
성비	50.3	33.6	35.8	39.1	42.1	42.9	51.6	57.2

(3) 고령화 사회로의 진입

고령화 사회(aging society)란 일반적으로 65세 이상의 노인인구가 전체 국민의 7% 이상일 때를 말하며, 14% 이상이 되면 고령사회(aged society), 21% 이상이 되면 초고령화 사회 혹은 후기고령사회(post-aged society)로 구분한다. 우리나라는 65세 이상 노년인구가 이미 2000년을 기점으로 총인구의 7%를 상회하여 본격적인 고령화사회(Aging Society)에 돌입하였고, 2018년에는 14%를 넘어 고령사회(Aged Society)에 진입될 것으로 전망하고 있다. 또한 2017년에는 노인(65세 이상) 인구가 유년(0~14세) 인구를 추월할 것이라고 예측하고 있다.

〈표 4-3〉에서 보는 바와 같이 노년인구 비율이 7%에서 14%에 도달하는 데 걸리는 기간이 프랑스는 115년, 일본은 24년이 걸린데 비하여 우리나라는 불과 18년만에 고령사회로 진입하였으며, 14%에서 20%에 도달하는데도 프랑스는 41년, 일본은 12년으로 예측하는데 비하여 우리나라는 8년이 소요될 것으로 예측한다. 이는 선진국이 경험한 고령화 속도에 비해 빠른 속도로 진행되고 있음을 시사하고 있다. (일본 국립사회보장·인구문제연구소, 『2005 인구통계자료집』, 2005. 통계청, 『장래인구 특별추계』, 2005)

〈표 4-3〉 세계인구 고령화 속도 추이계

▶ 인구 고령화속도 국제 비교 (단위: 년)

국가/ 노령인구비율	도달년도			증가소요년수	
	7%	14%	20%	7%→14%	14%→20%
프랑스	1864	1979	2018	115	39
노르웨이	1885	1977	2024	92	47
스웨덴	1887	1972	2014	85	42
호주	1939	2012	2028	73	16
미국	1942	2015	2036	73	21
캐나다	1945	2010	2024	65	14
탈리아	1927	1988	2006	61	18
영국	1929	1976	2026	47	50
독일	1932	1972	2009	40	37
일본	1970	1994	2006	24	12
한국	2000	2018	2026	18	8

(4) 생활(건강)장애 인구의 증가

건강을 논함에 있어 건강의 의미를 정의한다는 것은 개인이나 어떤 인구집단의 건강상태에 따라 달리 정의할 수 있다. 그러나 건강보호를 위한 자원을 배분하고 건강보호의 욕구를 충족하기 위한 서비스를 제공하는 데 있어서 건강이 무엇인가라는 정의는 필수적인 것이라 할 것이다.

세계보건기구(WHO)의 건강에 관한 정의는 "건강이란 단순히 질병이나 허약성이 없는 상태가 아니라 신체적·정신적·사회적 및 영적으로 완전한 복리의 상태"라고 되어 있다. 이 정의를 수용한다면 신체적으로 건강하다고 해서 복리의 상태에 있는 것이 아니라는 것이고 정신적 풍요로움으로만 안녕을 유지한다고 할 수 없고, 영적으로 평안하다고만 해서 건강하다고 정의할 수 없다는 것이다. 그러므로 건강에 관한 논의는 세 가지를 동시에 다루어야 할 것이며, 이는 신체적 건강, 정신적 건강, 영적 건강이다. 여기에 세분화된 건강체크의 항목은 신체적 건강에 예속된 기능건강상태이다. 한 사람의 기능장애는 그 사람의 문제가 아니라 사회라는 조직의 전체문제가 되기 때문이다. 이것이 곧 생활장애로 발전하여 우리의 문제가 되는 것이다.

생활장애란 크게 ADL(Activities of Daily Living)과 IADL(Instrumental Activities of Daily Living)로 나누어 생각할 수 있고, 그 대상은 유아로부터 노년에 이르기까지 다양하나 여기서는 노인중심으로 그 현황을 살펴보고자 한다.

65세 이상의 노인들 중 86.8%가 관절염이나 만성요통, 고혈압 등의 퇴행성질환을 앓고 있으며, 노인인구에서 치매노인이 차지하는 비율은 2000년도의 통계에 약 8.3%로 나타나 있다. 나이가 많아질수록 만성질환의 유병율이 높아지는 경향이며, 심신기능장애로 일상생활 동작능력이나 가사생활능력의 장애를 가진 요보호 노인수가 증가하고 있다. 또한 ADL 일부 제한된 노인이 0.5%, ADL 모두 제한된 노인이 1.3%였다. 이중에서 심각한 문제는 스스로 일상생활을 할 수 없는 의존성 노인들이다. 전문적 지식과 이론을 습득하고 활용할 수 있는 케어자를 필요로 하는 노인인구는 1995년에 약 149천명이던 것이 2000년에는 약 189천명으로 늘어났고, 2030년에 이르면 약 57만 명에 이르는 증가추세이다. 이 외에도 생의 중도에 장애를 가지게 되어 케어의 필요를 요하는 인구의 수가 계속해서 증가하고 있다. 예를 들면, 교통사고에 의한 장애, 가정파괴에 의한 정서적 장애, 이혼과 같은 이유로 입는 심신 및 경제적 장애, 미비하지만 낮은 학력으로 인한 사회생활의 장애 등을 열거할 수 있다. 또한 노인에게 일어나는 심신의 장애가 한 가지에 그치지 않고 다양하게 나타나기 때문에 전문적인 케어가 필요하다.

(5) 장애인구의 증가

① 현대의 장애인관

현대 대부분의 국가들은 만인의 복지를 목표로 하는 복지 사회의 건설을 지상의 목표로 하고 있다. 복지가 지향하는 목표는 인간의 존엄성을 회복하는 일과 인간의 존엄과 가치유지에 있어서 가장 불리한 조건을 지니고 있는 장애인이 그 주요대상이 되고 있다. 1975년 UN총회에서 결의된 장애인 권리선언(Declaration of the Right of Disabled Persons) 제3조에 명시되어 있는 바 장애인은 인간으로서의 존엄이 존중되는 권리를 태어나면서부터 가지고 있다. 장애인은 장애의 원인, 특질 및 정도에 관계없이 비장애인과 동등한 기본적인 권리를 가진다고 하는 등 장애인의 권리로서 각종 복지서비스를 받을 것을 규정하고 있다.

이와 같은 장애인에 대한 기본적 인권으로서의 생존권 보장 사상과 복지 이념이 싹트게 된 것은 제 1차 세계대전 중 또는 그 수 년 후 부터이다. 제 1차 세계대전에서 유럽제국은 많은 인적 피해를 입었고 이 같은 전쟁에 의한 신체장애인의 급증은 "국가를 위해 봉사하고, 희생된 사람들에게 경의를 표하는 의미에서도 원조를 주는 것이야말로 국민의 면목이 선다"라는 사고방식을 가져오게 하였다. 이로부터 유럽 각국은 장애인의 재활을 위한 각종 입법조치를 하게 되었다. 그리고 그 재활의 목표는 장애인이 지역사회의 제반 활동에 참여할 수 있도록 하는데 두고 있으며 재활 서비스 역시 시설에서보다 지역사회에 근거하는 자연스런 환경에서 이루어지도록 하고 있다. 즉, 장애인의 정상화(normalization), 사회통합(social integration) 개념이 중심이 되고 있다. 이것은 지역사회복지에서도 사회통합과 정상화 그리고 지역주민의 참여가 매우 중요한 것은 케어복지 실천을 위하여 지역사회의 관심과 협력이 절대적으로 필요하다.

② 장애인의 생애주기에 따른 가족의 케어욕구

〈표 4-4〉 장애인의 생애주기에 따른 가족의 케어욕구

생애주기의 단계	부모의 케어욕구	형제들의 케어욕구
초기 영유아기 (0~6세)	· 정확한 진단을 받는 것 · 형제나 친지에게 알리는 것 · 서비스를 찾아다니는 것 · 장애가 있다는 것에 대한 긍정적인 의미를 발견하는 것 · 의사 결정을 좌우하는 개인적인 관점을 분명히 하는 것 · 낙인의 문제에 대처하는 것 · 커다란 기대를 가지는 것	· 형제들의 욕구에 대해 부모의 시간과 에너지 할애가 줄어드는 것 · 관심이 줄어드는 것에 대한 질투와 장애에 대한 잘못된 이해와 관련된 두려움
아동기 (0~6세)	· 가족 기능의 수행을 위해 일상적인 생활을 조정하는 것 · 교육에 관련된 문제들에 대해서 적응하는 것 · 일반학급 통합과 특수학급 분리에 따른 문제를 분명히 하는 것 · 개별화 교육 회의에 참여하는 것 · 지역사회 자원을 찾고 활용하는 것 · 교과목 이외의 아동의 활동을 조정하는 것	· 신체적 보호의 욕구에 대한 책임을 분담하기 · 여자 맏이들이기 위기를 맞을 가능성 · 레크리에이션과 여가를 위한 가족의 자원이 제한되는 것 · 동생이 장애를 가진 형이나 누나를 앞지를 가능성 · 장애형제의 통합에 따라 같은 학교에 다니게 되는 문제
청소년기 (12~21세)	· 장애적 조건의 만성화 가능성에 대해서 정서적으로 적응하는 것 · 성적인 문제의 등장에 대한 이해 · 또래들의 거부와 배제 가능성에 대하여 대처하는 것 · 직업 생활에 대해 계획하는 것 · 여가 생활에 대해 계획하는 것 · 사춘기의 신체적, 정서적 변화에 대처하는 것 · 학교 교육 이후의 생활에 대해 계획하는 것 · 형제에 대한 과잉동일시 · 사람들 사이의 차이점에 대한 폭 넓은 이해 · 장애의 영향이 직업의 선택에 미치는 영향 · 낙인의 가능성에 대해 대처하기 · 형제 훈련 프로그램에 참여하는 것 · 형제 지지집단에 참여하는 것	· 신체적 보호의 욕구에 대한 책임을 분담하기 · 여자 맏이들이기 위기를 맞을 가능성 · 레크리에이션과 여가를 위한 가족의 자원이 제한되는 것 · 동생이 장애를 가진 형이나 누나를 앞지를 가능성 · 장애형제의 통합에 따라 같은 학교에 다니게 되는 문제

성인기 (12세 이후)	· 후견인의 필요성에 대한 준비 · 성인으로서 적절한 주거의 형태를 구상하는 것 · 성인에게 의존성이 가지는 함의에 대해서 정서적으로 적응하는 것 · 가족 밖에서 사회화의 기회를 가질 수 있도록 대처하는 것 · 취업이나 직업훈련을 프로그램을 시작하는 것	· 재정적 지원에 대해 책임을 질 가능성에 대한 문제 · 유전적 문제와 관련된 걱정을 해결하는 것 · 결혼으로 인한 새로운 가족을 장애인에게 소개하는 것 · 직업/주거문제에 대한 정보의 욕구 · 형제들의 옹호인으로서의 역할을 분명히 하는 것

③ 장애인 가족을 위한 케어 서비스

최근 장애인 가족을 위한 지역사회의 지원 노력은 부모와 형제가 직면하고 있는 스트레스를 경감시키는 데에 실제적인 영향을 미칠 것임에 틀림이 없다. 가족이 겪고 있는 제반 문제를 최소화할 수 있으며 어떤 경우에는 해당문제를 경감시켜 줄 수 있다. 중요한 것은 그 서비스가 포괄적이며 가족이나 그 개인 구성원의 변화하는 욕구를 충족시키기에 충분한 융통성을 가지고 있어야 한다.

④ 장애인에 대한 전망과 과제

장애인 복지제도가 이루려는 궁극적인 목적은 자립이 가능한 장애인에 대하여는 자립할 수 있도록 지원하고, 자립이 어려운 장애인에게는 필요한 도움과 보호를 제공하는 데 있다고 할 수 있다. 그러므로 장애인 복지제도의 과제는 장애인의 자립과 보호라는 목적을 달성하는 데 있다. 이를 위하여 세부적으로 논의되는 문제점은 여러 가지 있을 수 있으나 제도적인 장치를 필요로 하는 점을 본다면 우선 국가나 지방자치단체가 입안한 정책이 제대로 수행되고 있는지의 여부와 그 정책의 타당성 여부를 어떻게 감시·평가할 것인가 하는 과제가 있다. 구체적인 제도로는 국민기초생활보장제도, 의료·보장구제도, 교육·훈련제도, 고용·취업제도, 이동권의 보장제도, 접근권의 보장제도 등이라 할 것이다. 또한 현대의 장애는 장애의 중복화, 장애의 중중화, 장애인의 노령화 등의 특징을 가지고 있다고 할 수 있다. 따라서 장애인 복지제도는 장애의 유형·정도, 장애인의 연령 등을 고려한 다양하고도 개별적인 내용을 담아야 할 것이다.

2) 부양체계의 약화

(1) 가족구조의 변화

산업화, 도시화, 핵가족화로 인하여 노인들이 자녀들과 동거하는 생활형태가 붕괴되기 시작했고, 노인주거형태를 살펴보면 노인 혼자서 혹은 노인부부만이 사는 경우가 점차 증가하고 있다. 도시화와 핵가족화는 1인 가구의 증가로 이어져 급기야 노인가구의 심각한 사회문제를 야기시켰다.

우리나라 전체 노인가구에 대한 노인가구 형태별 분포를 보면 독신노인 혹은 노인부부 만으로 구성된 가구 비율은 전국적으로 41.7%에 이르고, 자녀들과 동거하는 가구는 53.2%로 나타나고 있다.

이러한 가족구조의 변화는 심각한 사회문제를 초래하였는데 사회변혁에 동승한 핵가족화, 소가족화, 노인단독가구의 증가 등이 그 원인이 되었다. 이는 단순한 가족구조변화를 넘어 경로효친 사상의 사회규범을 붕괴시켰다.

뿐만 아니라 노인들을 위한 부양은 전통적으로 가정에서 살림하고 있는 며느리나 딸들을 비롯한 여성들의 몫으로 되어 있었으나 현대에 와서는 여성들의 사회 진출율이 높아짐에 따라 가족의 노인부양이 약화되어 케어의 필요성을 더욱 절실히 요구되는 것이다.

(2) 가치관의 변화

우리나라는 경로효친의 사회적 규범이 엄격했기 때문에 부모님을 공경하고 모시는 일은 자녀들의 의무이자 도리였다. 그러나 최근 우리사회에서는 산업화, 도시화, 정보화에 따른 개인주의가 빠르게 확산되면서 노인 부양에 대한 가치관이 크게 변하고 있다. 노인 인구는 날이 갈수록 증가하는 반면 전통적인 가족 중심주의가 점차 사라지고 있어 현대의 효도에 대한 양상이 많이 변화되었다. 이러한 현실 속에서 치매나 와상 등 의존도가 높은 고령 노인에 대한 케어가 가족만의 책임으로 돌리는 데는 많은 한계가 있다. 따라서 고령노인의 케어 문제는 노인 자신이나 노인을 모시고 있는 가족만의 문제가 아니라 사회 전체가 관심을 가져야 하는 사회문제의 하나로서 그에 대한 대책이 마련되어야 한다.

(3) 글로벌 시대의 가족 개념

가족의 개념은 개인과 사회의 중간에 위치하면서 사회적 기초집단으로서 개인에 있어서는 개인의 발달과 성장에 필수 부분인 환경이며 체계이다. 또한 가족은 인간의 생물학적 조건에 기반하여 형성된 가장 원초적인 공동체 단위인 동시에 자녀 출산과 양육, 의식의 제공, 성과 애정의 욕구를 충족시키는 단위라고 정의 내릴 수 있다.

종합적으로 가족이란 결혼과 혈연에 기초한 부부, 그 자녀들, 그들의 근친들이 함께 생활하는 공동체를 말한다. 여기서 공동체 생활이란 의식주 생활을 함께 하며 공동의 생활 목표와 가치를 가지는 집단을 의미한다.

가족의 기능은 크게 세 가지로 분류할 수 있다.

① 고유기능
  · 성과 애정 : 결혼의 기초로서 가족의 기능 수행에 중요요소이며 성의 통제(sex control)를 통해 가족의 고유기능을 부여한다.
  · 생식, 양육 : 부부의 성관계 결과로 인한 출산은 종족보존의 기능이며, 자녀양육 기능은 여성의 사회진출로 지원 체계가 필요하다.

② 기초기능(경제적 기능)
  · 생산(고용충족, 수입획득): 노동력 제공과 생활보장, 경제질서 유지 기능이 포함된다.
  · 소비(기본적, 문화적 욕구 충족, 부양): 소비자로서의 가족 역할을 말한다.

③ 부차적 기능(교육, 보호, 휴식, 오락, 종교)
  가정교육과 교육기관의 수행능력의 갈등으로 가족의 위기와 파괴가 야기되는 현상이 심화되며, 보호, 휴식, 오락기능의 중요성 증대된다. 이는 심리적 · 신체적 · 문화적 · 정신적 안정은 사회부담을 감소시키는 요소로

작용한다.

3) 케어욕구의 증가와 다양화

(1) 케어서비스 욕구의 증가

고령노인의 급속한 증가로 인해 케어욕구를 가진 클라이언트가 빠른 속도로 늘어나고 있다. 보편적으로 노인의 건강상태에 대해서는 질병의 종류보다는 장애 정도를 측정, 판단하게 되는데 이것은 만성질병의 종류만 가지고 노인이 어느 정도의 심한 장애가 있는지 알기 어렵고 어느 정도의 케어가 필요한 상태인지 표면적으로는 판단할 수 없기 때문이다. 노인들은 식사, 용변, 옷 갈아입기, 목욕하기, 앉기, 걷기 등의 일상생활 수행능력(ADL)과 생활용품 구입, 대중교통 이용하기, 전화걸기, 가벼운 집안일, 세탁하기 등 수단적 일상생활 수행능력(IADL)에서 타인의 도움을 필요로 하는 정도가 연령이 증가할수록 높아진다.

그러므로 이에 대한 개인차가 있다 하더라도 심신의 기능이 저하하고 만성 퇴행성 질환과 합병증적 장애의 발생율이 높아지는 후기 고령노인과 그 가족의 케어서비스 욕구는 앞으로 더욱 증가하게 될 것이다.

(2) 케어서비스의 전문성

케어서비스의 욕구는 매우 다양하기 때문에 전문성이 요구된다. 노화로 인한 정신적·신체적 장애 노인이 많아지고 중증 장애인이나 임산부, 그 외에도 연령과 성별을 불문하고 누구나 타인의 도움을 필요로 하는 상황에 처할 수 있으므로 보다 개별적이고 전문적인 케어서비스가 요구되는 것이다.

케어서비스는 케어자에 의한 일방적·형식적인 서비스 제공이 아니라 클라이언트의 욕구에 적합한 전문적인 서비스를 적절한 대가를 지불하고 클라이언트가 스스로 선택해서 이용하는 방향으로 나아가야 한다. 생활수준이 향상됨에 따라 국민들의 케어서비스에 대한 기대수준도 많이 높아지고 있다. 미래의 노인들은 학력, 경제력, 가치관의 편차가 크므로 케어서비스 욕구 또한 매우 다양하게 나타날 것으로 예상된다.

2. 케어복지의 영역

케어복지 서비스가 가장 필요한 영역은 아마 노인과 장애인이라고 볼 것이다. 왜냐하면 이들은 질환이나 장애로 인하여 거동이 불편하고 다른 사람의 도움이 절대적으로 필요한 사람으로 전문적인 케어와 서비스가 제공되지 않으면 일상생활의 영위가 불가능하기 때문이다. 따라서 케어복지의 영역은 매우 다양하겠으나 대표적으로 노인복지 분야와 장애인복지 분야로 크게 나누어 구체적인 서비스와 내용을 살펴보고자 한다.

1) 노인복지 분야

사회의 고령화는 이미 전 세계적인 추세로서 우리나라도 빠른 속도로 고령화를 맞이하고 있다. 여기에 평균수명의 연장은 고령화를 더욱 가속화하고 있으며 증가하는 노인의 욕구는 날로 다양해지고 있다. 우리나라 노인인구의 8.3%인 30여만명이 치매를 앓고 있는 것으로 나타나고 있다. 미국에서는 85세 넘은 노인 두 명 중 한 명이 알츠하이머병에 걸린다고 본다. 10년여 이 병을 앓은 로널드 레이건 전 미국 대통령도 걷지도 말하지도 못하고 사망했다.(동아일보 2004. 3. 22, 사회면)

이와 같이 치매는 당사자도 고통이겠으나 더 중요한 것은 수발을 담당하는 사람의 고통이라는 것이다.

노인복지영역에서 케어 서비스는 주로 재가복지 영역의 가정봉사원 파견 서비스와 비슷하다고 볼 수 있으며 ①신체 케어로서 식사와 건강, 청결 등 ②가사 케어로서 청소, 세탁, 집안청결 등 ③민원 케어로서 사적인 업무를 대행해 주거나 또는 직접 동행하는 서비스가 있다.

2) 장애인복지 분야

현대인들은 무수한 사고의 위험 속에서 살아가고 있다. 교통사고를 비롯하여 백화점이 붕괴되거나 하루에도 수십 대의 차들이 오가는 교각이 무너지는 등 도처에 사고의 위험은 도사리고 있다. 우리나라도 매년 장애인의 수는 증가하고 있는데, 국내 장애인 수는 2003년 12월 기준으로 143만 명을 넘어섰으며 등록되지 않은 장애인을 포함하면 그 숫자는 더욱 증가할 것으로 보고 있다. 이러한 현상은 앞서 언급한 바와 같이 교통사고 등 후천적인 사고에 의한 장애인의 수가 급증하고 있기 때문인 것으로 나타났다.

가족 중에 장애인이 있으면 수발을 담당하는 가족의 부양 부담은 커지게 되며 장애의 정도에 따라 다르겠으나 수발자의 에너지가 절대적으로 요구되는 것이다. 따라서 장애의 유형이나 등급에 따른 세분화된 케어 서비스가 요구된다고 보며, 이는 장애인 자신에게도 양질의 서비스를 제공받을 수 있는 기회를 제공할 뿐만 아니라 아울러 간접적으로 가족의 보조 부양기능을 다함으로써 장애인복지 분야의 케어 서비스의 필요성은 더욱 증가하겠다고 본다.

장애인복지 분야의 주요 케어 서비스 종류로는 ①식사보조 ②신체 청결유지 ③배변 수발 ④외출동행 및 민원 서비스 대행 ⑤장애유형에 따른 적절한 재활치료 및 투약 보조 ⑤상담과 말벗 등의 우정 서비스 등이 있다.

3. 케어복지의 구성요소

케어복지는 신체적·정신적·사회적·영적 장애로 인하여 일상의 생활을 스스로 할 수 없는 이들에게 자립을 돕는 원조활동이라고 할 수 있다. 케어복지서비스란 인간의 존엄성을 기초로 하여 사회통합과 개인의 능력을 개발하고 자아를 실현할 수 있도록 하여야 하는데 이를 위해서는 전문적 지식과 기술을 활용한 제반활동이 필요하다.

케어복지 구성은 크게 나누면 주체와 객체로 나눌 수 있고, 이를 세분화하면 ①서비스의 수혜자가 되는 클라이언트(client)와 그 가족 ②클라이언트가 가지는 서비스욕구가 되는 제반문제(needs) ③욕구를 충족시킬 수 있는 혹은 제공되는 장소(place) ④서비스의 전문적 실천과정(process) ⑤서비스를 어떻게, 또는 무엇을 등과 같은 실천기술의 관점(perspective) ⑥서비스를 제공하는 케어복지사(care-worker) ⑦서비스를 위하여 도움을 받을 수 있는 여러 형태의 인적·물적 자원((resources) ⑧서비스의 목적 달성에 영향을 미치는 환경(environment) 등으로 볼 수 있다.

1) 클라이언트(client)

클라이언트란 케어복지서비스의 직접적인 혜택을 받아야 하는 당사자와 그를 가족원으로 둔 가족구성원들이다. 이들은 신체적·정서적·사회적·영적으로 건강을 잃거나 유지하지 못하여 사회적으로 자기 역할수행능력을 상실한 상태로 ADL이나 IADL의 장애를 가져 기본적인 일상생활에 원만히 대처하지 못한다.

2) 케어서비스 욕구문제(needs)

클라이언트들이 가지는 욕구문제는 그들이 겪는 일상생활에서의 불편함이며 그에 따르는 제도적 혹은 사회적 인식의 문제로 이는 정신적·신체적·사회적·영적으로 건강한 생활을 영위하려 할 때 마땅히 있어야 할 기본적인 것들이다. 케어복지서비스는 어느 한 부분의 충족으로 다 이루어지는 것이 아니다. 인간은 통합적 존재로서 다양성을 가지고 있어 욕구 또한 다양하다. 즉, 신체적·정서적·사회적·영적인 측면에 있어 나름대로의 역할과 기능을 가진 존재라는 것이다.

3) 케어장소(place)

케어서비스가 제공되는 실천장소로서 가정과 사회복지시설 등 케어가 이루어지는 모든 장소를 말한다. 이상적인 장소가 가정이라 함은 클라이언트가 가족들과 함께 생활해 왔던 곳으로 환경적 변화에 따른 정서적 불안의 우려가 없고 신체적 활동 면에서 익숙하며 가족들의 서비스를 계속해서 받음으로써 치료의 효율성을 높일 수 있기 때문이다. 그러나 가정에서는 전문적인 케어능력의 부족과 시설의 미비로 인해 치료의 효과성 측면에서 미흡한 부분이 있다. 케어에 참여하는 가족들의 과도한 피로가 그들의 일상생활마저도 위협하게 되고, 장기적 치료와 요보호를 통해 한계에 봉착하게 된다. 이러한 단점을 보완하고 장점을 살리며 개발해 내는 것이 케어전문가로서의 과제일 것이다. 케어가 이루어지고 있는 시설로는 클라이언트의 욕구와 전문적 서비스의 제공방법에 따라 여러 종류의 시설이 있다.

4) 케어서비스 실천과정(process)

실천과정은 케어실천기술과 방법에 관한 것으로 케어를 필요로 하는 클라이언트에게 전문적이고 효율적인 방법을 통해 원조의 시작으로부터 결과에 이르는 과정을 말한다. 실천과정 속에는 클라이언트의 일반적인 욕구 충족을 위하여 원조하는 것만이 아니라 욕구에 영향을 미치는 주변 환경과의 상호작용이나 불합리한 것들에 대한 개선 및 클라이언트들의 약화된 생활기능을 촉진시키고 개발하기 위하여 새로운 정보를 수집하여 제기된 문제들을 해결하기 위해 적절한 원조방법을 계획하고 실행, 평가하는 것이다.

5) 케어복지실천의 관점(perspective)

다양하고도 포괄적인 관점이 필요하다. 때로는 산을 보아야 하고, 때로는 나무를 볼 줄 아는 관점의 다양성이 요구된다. 신체적 욕구의 충족, 정서적 안정, 사회적 기능의 강화 등 일부분만의 케어가 아니라 전체를 인식하고 파악하는 것으로 클라이언트의 주체성과 자기결정권과 같은 기본적인 복지가치가 무시되거나 경시되어서는 안 된다는 것이다. 인간존엄성에 대한 인간존중의 가치를 극대화하는 관점의 포괄화가 필요하다.

6) 자원(resources)

케어복지 서비스의 실천에 있어 자원은 매우 중요하다. 다양한 서비스의 욕구를 충족시켜 순기능적 삶을 살게 하기 위해서는 많은 자원이 필요한데 어떤 자원을 어떻게 사용하느냐에 따라 그 효과가 다르기 때문이다. 과다한 자원 투입도 때로는 효율성을 떨어뜨릴 수 있고, 부족한 자원의 투입이지만 기대 이상의 효과를 거두는 경우가 있다. 자원은 재화만이 아니라 클라이언트를 둘러싸고 있는 환경까지도 자원화 할 수 있으므로 자원개발에 있어 적극적인 참여자의 확대를 꾀할 수 있는 인적 지지망 형성이 매우 중요하다 할 것이다. 또한 유용 가능한 자원의 개발과 적절한 사용으로 효과성을 극대화시킬 수 있어야 한다.

7) 환경(environment)

인간과 환경은 떼어놓을 수 없는 관계이다. 인간은 환경의 지배를 받아 행동하며 환경은 인간의 지배 속에 있기 때문이다. 특히 클라이언트의 주변 환경은 더욱 그 중요성이 강조된다. 좋은 서비스라 해도 환경의 지배에 있는 인간에게 그 환경이 서비스의 효율성을 저해하고 있다면 기대한 목표를 이룰 수 없다. 그러므로 케어복지사는 클라이언트는 물론이고 그 가족구성원이 처해있는 사회의 전반적인 환경까지도 정확히 이해하고 활용할 줄 아는 기술을 지녀야 한다.

제 2 절 케어복지와 케어복지사의 이해

1. 케어복지와 케어복지사의 이해

1) 케어와 케어복지

(1) 케어의 어의적 정의

사회복지사전에서 케어(care)는 돌봄, 시중, 수발, 보호, 감독, 개호라는 의미로 정의되고 있다. 우리보다 케어가 앞선 일본의 케어복지사전에는 케어를 개호(介護)라 부르고 있는데 이는 한자어에서 그 뜻을 빌린 것으로 '돕는다' 는 뜻의 '개(介)' 와 '지킨다, 돌본다, 주의깊게 취급한다' 는 의미를 가지고 있는 '호(護)' 를 합한 것이다. 그러나 케어(care)는 단순히 돌보거나 시중을 들고 손발의 역할을 하고 위험으로부터 보호하는 차원을 넘어 양육이라는 큰 목표를 담아야 한다. 어떤 결과를 치료하는 물리적 케어가 아니라 예방 차원의 생리적 케어를 더욱 심도 있게 다루어야 할 것이며 이것이 케어의 근본목표가 되어야 할 것이다.

(2) 케어복지의 개념

케어복지의 총체적인 개념은 신체적·정신적 결함이 있어 타인의 도움을 받아야만 일상생활이 가능한 사람 즉, 와상노인이나 치매노인, 장애인 등에 대해 일상생활동작을 원조하여 가능한 한 자립적인 생활을 영위하도록 추구하는 것이다. 이는 단순한 신체적 원조만이 아니라 정신적·사회적·영적 원조도 포함한다.

케어복지는 ADL이나 IADL 장애를 정상적인 생활능력의 유지를 위한 원조와 요양의 개념을 포함하고 있다. 그러므로 케어는 기계적으로 체계화되어진 틀 안에서 이루어지는 것이라기보다는 인간존중이라는 복지의 기본이념 속에서 개인이 장애를 극복하고 가정이나 지역사회 혹은 그 시대가 원하는 사람으로 생활토록 원조하는 것이며, 수혜자로서의 삶에 머무는 것이 아니라 주체가 되어 자아를 실현케 하는 전문적인 서비스 활동이다. 즉, 케어는 클라이언트의 삶이 보람되도록 원조하는 것으로 개인만이 아니라 사회통합(social integration)의 차원에서 클라이언트의 사회적 욕구의 해결을 돕고 제도권 안에 있는 서비스를 받도록 지원함으로써 소실하거나 빼앗길 우려가 있는 사회적 권리를 보호, 유지하며 확보하도록 돕는 것이다.

2) 케어복지사에 대한 이해

(1) 케어복지사의 직업관

인구가 고령화되면서 요보호상태의 후기고령인구의 증가와 함께 가족의 부양기능의 약화 등으로 케어서비스의 욕구가 증가되고 있는 실정이다. 따라서 가족과 친지, 이웃 등에 의한 이루어진 과거의 부양형식과 달리 클라이언트와 가족을 지원하는 케어서비스를 직업화한 전문직의 필요성이 더욱 부각되고 있다. 이에 따라 케어복지사의 케어서비스는 클라이언트 스스로가 일상생활에서 자립할 수 있도록 돕는 것을 목표로 한다. 특별히 케어복지사의 직업관에는 전문성을 갖고 케어에 임하여야 하는데 로치(Roach)는 케어의 전문성에 대해서 배려, 능력, 신뢰, 양심, 전심으로 관여하는 것이라고 했다.

① 배려(compassion)
배려는 타인의 경험에 대해 공감적 이해와 타인의 아픔과 장애를 수용하며 타인의 경험을 공유하고 자기 자신을 매개로 하는 표현방법이다.

② 능력(competence)
능력은 케어자로서의 책임을 수행하기 위해 필요한 지식과 판단능력, 경험 및 동기부여를 가진 상태라고 정의할 수 있다.

③ 신뢰(confidence)
신뢰란 서로에게 믿음을 주고 의지할 수 있는 관계를 만들어 가는 것으로 쌍방이 의지하고 존중해 가는 과정에서 만들어지는 것이다. 케어의 속성으로 신뢰는 서로 의존하지 않는 가운데 상호신뢰를 촉진하고, 권력을 수반하지 않는 가운데 믿음을 만들어 가는 것이다.

④ 양심(conscience)

양심은 상황이나 사물에 대해 도덕적이고 바람직한 행동으로 케어는 충분히 성숙된 양심에 의해 반영된다.

⑤ 전심으로 관여하는 것(commitment)

전심으로 관여하는 것이란 욕구와 책임을 수렴한 상태로 일을 위해 자기 자신을 내던지는 것과도 같은 하나의 가치로서 의도적이고 자발적으로 전심을 다하여 돌본다는 것은 직업적인 케어에 있어서 필요한 요소이다.

(2) 케어복지사의 케어유형

케어복지사는 프로그램에 따라 다양한 형태로 존재한다. 전문적으로 훈련된 케어복지사를 요구하는 프로그램이 있는가 하면 전문가의 지도, 감독 하에 일하는 케어보조 수준의 프로그램, 심지어는 자원봉사자나 가족성원이 케어복지사의 기능을 담당하는 프로그램도 있다. 전문적으로 훈련된 케어복지사의 케어유형에는 일반 케어복지사 모델과 전문 케어복지사 모델이 있는데 각 모델의 유형을 살펴보기로 한다.

① 일반 케어복지사 모델(Generalist)

이 모델에서는 한 명의 케어복지사가 클라이언트에게 제공되는 모든 서비스의 유일한 접촉 창구이다. 한 명의 클라이언트에 대해 모든 서비스 관련 기능을 수행하는 책임을 진다. 교육적 배경이나 훈련배경과는 상관없이 generalist로서의 케어복지사는 모든 전문가와 비공식적 자원을 조정하는 과업을 담당하며, 광범위한 과업을 수행할 수 있는 다양한 능력을 소유하고 있어야 한다. 케어복지사는 광범위한 활동을 수행해야 하므로 많은 케어의 상황에 관한 보다 깊이 있는 지식을 갖출 수 있으며, 이에 근거해 보다 정확하고도 적절한 보호를 자율적으로 제공해 줄 수 있다. 이는 특히 장기적 케어를 필요로 하는 사람들에게 중요하다. 이러한 이점에도 불구하고, 이 모델은 케어복지사에게 너무 많은 기술과 지식을 기대하며 장기적 케어에 대한 정서적 부담이 높다는 것과 다른 타 기관과의 자원 및 자원관리에 접근하기에 어려움이 있는 것이 단점이다.

② 케어매니저 모델(Specialist)
상이한 기능들을 수행하는 몇몇 다른 전문 케어복지사들이 한 클라이언트를 담당한다. 종종 상이한 전문 분야의 케어복지사들로 구성된 팀 구조를 형성하기도 하는데, 특히 평가 단계에서 다양한 전문 케어복지사들이 공동작업을 수행하기 쉽다. 이런 과업 분화, 다시 말해 책임공유를 통해 케어복지사들은 그들에게 관련된 과업만을 담당함으로써 소진(burn out)을 덜 경험하게 되며, 집단적 협력을 통해 클라이언트의 전반적인 욕구는 보다 잘 충족된다. 그러나 팀 접근이 사정, 계획 단계 이후에도 계속되면 전반적으로 비용 부담이 커질 위험이 있으며, 케어복지사간의 경쟁, 갈등이 표출되기 쉽다. 대개 팀 접근을 통해 내려진 결론은 전체로서의 팀 의견을 종합한 것이라기보다는 가장 강력한 팀 성원의 관심을 반영한 경우가 많다.
케어복지사들은 그들이 수행하는 기능에 기반하거나 그들이 담당하는 케어의 형태에 따라 전문 분화된다. 주로 석사학위 이상의 인테이크 담당 케어복지사들은 주로 클라이언트의 욕구를 평가하고 그에 따른 케어계획을 발달시켜 나간다. 진행단계의 케어복지사들은 대개 학사학위 소지자들로서 케어계획을 실행하는 책임을 맡는다. 전문성이 높은 케어복지사들은 단기적인 위기 상황에 개입하는 경향이 많기 때문에 케어 부담량은 적은 편이다.

2. 케어복지의 실천분야론

1) 시설케어복지 실천의 이해

오늘날 시설케어는 클라이언트의 심리적 측면 뿐만 아니라 복지재정 측면에서도 재가케어복지서비스에 비해 비효율적이고 중요하지 않게 인식되어가고 있는데 이는 세계적으로 확산되어 가고 있는 탈시설화(deinstitutionalization)의 영향이다.

탈시설화는 영국과 미국에서 시설문제가 인도적 차원에서 사회적 쟁점으로 등장함으로써 시작되었다고 볼 수 있다. 서구에서는 탈시설화의 영향으로 클라이언트가 가정과 지역사회와는 격리되어 시설 혹은 병원의 입원시설을 이용하던 방식에서 벗어나 다시 가정과 지역사회로 돌아와 예방, 치료, 재활 및 사회복귀에 초점을 둔 주간보호서비스, 그룹홈, 지역사회 정신보건센터 등 지역사회 중심의 프로그램들이 활성화되고 있다. 우리나라에서도 장 보호서비스, 그룹홈, 지역사회 정신보건센터 등 지역사회 중심의 프로그램들이 활성화되고 있다. 우리나라에서도 장기간의 시설 수용으로 인한 시설병과 사회성의 결여를 방지하기 위한 다양하고 전문적인 서비스를 실시하고, 시설의 자원을 지역사회에 있는 장애인, 노인 등도 이용할 수 있게 하는 운영의 개선이 요구되고 있어(김규수·김태진, 1993) 탈시설화의 경향을 추구하고 있다. 이러한 사회·환경적 변화에 따라 클라이언트의 가정에서 케어서비스를 받는 재가케어의 비중이 커지고 있다.

하지만 시설에서의 케어에 대한 여러 가지 문제점이 있음에도 불구하고 일정 부분의 시설보호는 불가피한 것이 현실이므로 가능한 한 기존의 폐해들을 최소화하는 동시에 인간으로서의 존엄을 유지하고 삶의 질을 최대한으로 향상시킬 수 있는 시설보호의 방향을 모색하지 않으면 안될 것이다.

(1) 노인복지시설(노인복지법 제31조)

노인복지법에 의한 시설은 18개 종류가 있고, 우리나라의 노인시설은 크게 노인주거복지시설, 노인의료복지시설, 노인여가복지지설, 재가 노인복지시설로 구분된다.

노인복지시설이라 함은 노인과 그 가족에게 필요한 자원과 서비스를 제공함으로써 건강하고 보람된 노후를 보낼 수 있도록 제공하는 공적·사적 서비스 활동이다.

① 노인주거복지시설(노인복지법 제32조)
· 양로시설: 노인을 입소시켜 무료 또는 저렴한 요금으로 급식 기타 일상생활에 필요한 편의를 제공함을 목적으로 하는 시설
· 실비요양시설: 노인을 입소시켜 저렴한 요금으로 급식 기타 일상생활에 필요한 편의를 제공함을 목적으로 하는 시설

- 유료양로시설: 노인을 입소시켜 급식 기타 일상생활에 필요한 편의를 제공하고 이에 소요되는 일체의 비용을 입소한 자로부터 수납하여 운영하는 시설
- 실비노인복지주택: 보건복지부장관이 정하는 일정소득 이하의 노인에게 저렴한 비용으로 분양 또는 임대 등을 통하여 주거의 편의·생활지도·상담 및 안전 관리 등 일상생활에 필요한 편의를 제공함을 목적으로 하는 시설
- 유료노인복지주택: 노인에게 유료로 분양 또는 임대 등을 통하여 주거의 편의·생활지도·상담 및 안전관리 등 일상생활에서 필요한 편의를 제공함을 목적으로 하는 시설

② 노인의료복지시설(노인복지법 제34조)
- 노인요양시설: 노인을 입소시켜 무료 또는 저렴한 요금으로 급식·요양 기타 일상생활에 필요한 편의를 제공함을 목적으로 하는 시설
- 실비노인요양시설: 노인을 입소시켜 저렴한 요금으로 급식·요양 기타 일상생활에 필요한 편의를 제공함을 목적으로 하는 시설
- 유료노인요양시설: 노인을 입소시켜 급식·요양 기타 일상생활에 필요한 편의를 제공하고 이에 소요되는 일체의 비용을 입소한 자로부터 수납하여 운영하는 시설
- 노인전문요양시설: 치매·중풍 등 중증의 질환노인을 입소시켜 무료 또는 저렴한 요금으로 급식·요양 기타 일상생활에

필요한 편의를 제공함을 목적으로 하는 시설
- 유료노인전문요양시설 : 치매·중풍 등 중증의 질환노인을 입소시켜 무료 또는 저렴한 요금으로 급식·요양 기타 일상생활에 필요한 편의 제공하고 이에 소요되는 일절의 비용을 입소한 자로부터 수납 운영하는 시설
- 노인전문병원 : 보건복지부령이 정하는 시설 및 인력을 갖추고 주로 노인을 대상으로 의료를 행하는 시설

③ 노인여가복지시설(노인복지법 제36조)
- 노인복지회관: 무료 또는 저렴한 요금으로 노인에 대하여 각종 상담에 응하고, 건강의 증진·교양·오락 기타 노인의 복지증진에 필요한 편의를 제공함을 목적으로 하는 시설
- 경로당: 지역노인들이 자율적으로 친목도모·취미활동·공동작업장 운영 및 각종 정보교환과 기타 여가활동을 할 수 있도록 하는 장소 제공을 목적으로 하는 시설
- 노인교실: 노인들에 대하여 사회활동 참여 욕구를 충족시키기 위하여 건전한 취미생활·노인건강유지·소득보장, 기타 일상생활과 관련한 학습프로그램 제공을 목적으로 하는 시설
- 노인휴양소: 노인들에 대하여 심신의 휴양과 관련한 위생시설 기타 편의시설을 단기간 제공함을 목적으로 하는 시설

④ 재가노인복지시설(노인복지법 제38조)

· 가정봉사원 파견시설 : 신체적 · 정신적 장애로 일상생활을 영위하기 곤란한 노인이 있는 가정에 가정봉사원을 파견하여 노인의 일상생활에 필요한 각종 편의를 제공하여 지역사회 안에서 건전하고 안정된 노후생활을 영위하도록 하는 시설

· 주간보호시설 : 부득이한 사유로 가족의 보호를 받을 수 없는 심신이 허약한 노인과 장애 노인을 낮 동안 시설에 입소시켜 필요한 각종 편의를 제공하여 이들의 생활안정과 심신기능의 유지 · 향상을 도모하고, 그 가족의 신체적 · 정신적 부담을 덜어 주기 위한 시설

· 단기보호시설 : 부득이한 사유로 가족의 보호를 받을 수 없어 일시적으로 보호가 필요한 심신이 허약한 노인과 장애노인을 단기간 시설에 입소시켜 보호함으로써 노인 및 노인가정의 복지증진을 도모하기 위한 시설

(2) 장애인복지시설(장애인복지법 제48조)

장애인복지법에 의하여 설치되는 시설에는 5개의 종류가 있다. 우리나라의 장애인복지시설에는 장애인 생활시설, 장애인 지역사회재활시설, 장애인직업재활시설, 장애인유료복지시설로 구분된다.

① 장애인 생활시설

장애인이 필요한 기간 생활하면서 재활에 필요한 상담·치료·훈련 등의 서비스를 받아 사회복귀를 준비하거나 장애로 인하여 장기간 요양하는 시설

② 장애인 지역사회생활시설

장애인복지관, 의료재활시설, 체육시설, 수련시설, 공동생활가정 등 장애인에게 전문적인 상담·치료·훈련 등을 제공하거나 여가활동 및 사회참여활동 등에 필요한 편의를 제공하는 시설

③ 장애인 직업재활시설

일반 고용이 어려운 장애인이 특별히 준비된 작업환경에서 직업훈련을 받거나 직업생활을 영위할 수 있도록 하는 시설

④ 장애인 유료복지시설

장애인이 필요한 치료, 훈련 등의 편의를 제공받고 이에 소요되는 일체의 비용을 시설운영자에게 납부하여 운영하는 시설

⑤ 기타 대통령이 정하는 시설

기타 대통령이 정하는 시설이 있다.

(3) 아동복지시설(아동복지법 제16조)

아동복지법에 의하여 설치되는 시설에는 9개 종류가 있다.

우리나라의 아동복지시설에는 아동양육시설, 아동일시보호시설, 아동보호시설, 아동직업훈련시설, 자립지원시설, 아동단기보호시설, 아동상담소, 아동전용시설, 아동복지관으로 구분된다.

① 아동양육시설

보호를 필요로 하는 아동을 입소시켜 보호·양육하는 것을 목적으로 하는 시설

② 아동일시보호시설

보호를 필요로 하는 아동을 일시보호하고 아동에 대한 향후의 양육대책 수립 및 보호조치를 행하는 것을 목적으로 하는 시설

③ 아동보호시설

불량행위를 하거나 불량행위를 할 우려가 있는 아동으로서 보호자가 없거나 친권자나 후견인이 입소를 신청한 아동 또는 가정법원, 지방법원 소년부지원에서 보호 위탁된 아동을 입소시켜 그들을 선도하여 건전한 사회인으로 육성하는 것을 목적으로 하는 시설

④ 아동직업훈련시설

아동복지시설에 입소되어 있는 만 15세 이상의 아동과 생활이 어려운 가

정의 아동에 대하여 자활에 필요한 지식과 기능을 습득시키는 것을 목적으로 하는 시설

⑤ 자립지원시설
아동복지시설에서 퇴소한 자에게 취업준비기간 또는 취업 후 일정기간 보호함으로써 자립을 기원하는 것을 목적으로 하는 시설

⑥ 아동단기보호시설
일반가정에서 아동을 보호하기 곤란한 일시적 사정이 있는 경우 아동을 단기간 보호하며 가정의 복지에 필요한 지원조치를 하는 것을 목적으로 하는 시설

⑦ 아동상담소
아동과 그 가족의 문제에 관한 상담, 치료, 예방 및 연구 등을 목적으로 하는 시설

⑧ 아동전용시설
어린이공원, 어린이놀이터, 아동회관, 체육, 연극, 영화, 과학실험 전시시설, 아동 휴게숙박시설, 야영장 등 아동에게 건전한 놀이·오락·기타 각종 편의를 제공하여 심신의 건강유지와 복지증진에 필요한 서비스를 제공하는 것을 목적으로 하는 시설

⑨ 아동복지관

지역사회 아동의 건전 육성을 위하여 심신의 건강유지와 복지증진에 필요한 서비스를 제공하는 것을 목적으로 하는 시설

2) 시설노인의 심리적 반응

입소시 클라이언트는 생활상의 부자유한 점이 있어서 심리적으로 굉장한 충격과 타격을 받은 상태이며 불안, 초조감, 갈등 등을 가지고 있다. 독거 혹은 복잡한 가정환경에서 생활하기 매우 곤란하여 시설입소를 희망하는 경우 일상생활에 대한 보장을 받을 수 있다는 안도감을 갖고 있는 것도 사실이다. 그러나 클라이언트는 공통적으로 지금까지 살아오던 지역이나 가정을 떠나서 낯선 환경에서 생활하게 되는데 예전의 생활습관이 시설에서의 규칙적인 일상생활을 유지하는데 있어서 장애요인이 될 수도 있으며 그로 인해 가치관의 변화를 강요당하기도 한다.

고령의 나이가 새로운 환경에 적응하는 것은 매우 어려운 일로 불안과 긴장, 어리둥절함, 고독과 적막감, 소외, 염려, 인내 등의 복잡한 심정이 되는 것을 예측할 수 있다. 따라서 클라이언트가 새로운 생활의 장에 익숙해져서 시설에서의 생활의지를 굳히고 안정감을 가질 수 있도록 돕는 것도 중요하다.

(1) 시설 적응의 단계
① 초기 무반응기
시설에 입소하여 1개월 정도를 말하며, 이 기간에 노인은 아무런 반응 없

이 주위를 둘러보는 상태가 계속된다.

② 중기 흥분기

시설이 어떤 곳인지를 어렴풋이 알게 되면 주위 사람들에게 자주 화를 내거나 거만한 태도를 보이고 불필요한 언행을 하게 되는데 이는 자신을 보호하기 위한 저항으로 자기 중심적인 경향이 더욱 강화되는 것으로 입소 후 보통 3개월에서 6개월간 지속된다.

③ 말기 무반응기

시설에서의 처세술을 알게 되면서 초기 무반응기와 같은 조용한 태도를 취하는데 이는 완전히 적응하여 평온을 되찾은 데서 오는 것이 아니므로 이 시기의 노인은 방치해 두지 말고 적극적인 활동을 유도하여 원만하게 적응할 수 있도록 도와야 하며, 시설에 잘 적응하게 되는 시간은 일년 정도이다.

④ 변성기

시설 생활을 시작하여 일년 이상이 경과한 사람이 만약 감정이 둔해지거나 미래를 상실한 증상을 보이는 경우는 시설 처우가 노인의 마음을 변성시켰다고 생각할 수도 있다. 불안, 흥분, 허언, 거짓말, 지능 저하, 치매, 실금, 망상 등 비정상적인 상태가 초래되는 시기를 말한다.

(2) 시설내 인간관계에서 오는 심리적 장애

노인이 시설 입소에 대해 운명으로 여기고 체념한 것이 아니라 일시적인 허탈상태에 빠져 있는 것을 시설 측에서 일방적인 보호 차원에서 접근한다면 어떤 결과가 야기되는지 살펴보기로 한다. 노인이 스스로 할 수 있는 일이나 노력하면 가능한 일까지 케어복지사가 지나치게 지원해 버리면 노인의 자발성이나 자주성이 상실되는 결과를 초래하게 된다. 반대로 케어복지사로부터 불친절하고 냉담하며 신경질적인 대우를 받을 경우 노인은 상실감, 절망감, 초조감, 억울한 감정 등을 느끼게 된다.

시설 직원과 인간 관계에서 오는 심리적 장애를 2차 장애라고 하는데 경우에 따라서는 직원이 전문적인 지식이 결여되었거나 무지한 데서 오는 2차 장애도 있다. 그리고 3차 장애라는 것은 직원 뿐만 아니라 동실 노인과의 인간 관계에서 비롯되는 심리적 장애를 말한다.

(3) 시설 노인의 적응 여부

시설의 노인은 집단생활이라는 스트레스 속에서 마음이 불편한 상황이나 욕구 불만에도 불구하고 자신을 맞추어 가는 과정을 통해 적응되어지기 마련이나, 적응 여부에 따라 시설형 인격과 병적인 성격으로 나누어 볼 수 있다.

① 시설형 인격

노인으로서는 상당히 힘든 조건에 자신을 맞추며 새로운 환경 속에서 일년 정도 생활하다 보면 어느 정도 익숙해져 적응할 수 있게 되며, 인간 본

래부터 주어진 방어 능력이 자동으로 반응하여 지금까지와는 다른 시설형 인격이 형성된다. 하루종일 아무 일도 하지 않으면서도 무료해 하지 않고 거짓말을 하거나 상반된 언행을 하는 것 등을 들 수 있다.

② 병적인 성격

시설 생활을 하면서 성격이 병적인 방향으로 변할 수 있다. 그 대표적인 경향을 보면 의뢰심이 강하고 책임을 전가시키며 심적 불만이 신체적 증상으로 바뀌어 나타난다. 또한 과거의 영광을 과시하거나 자포자기하고 표면적으로 평온하지만 내면은 동요되고 있다.

이러한 특유한 성격이나 방어기제로 노인들이 기묘한 언행을 취하게 되는데, 소위 죽고 싶다고 말하는 것은 실제로는 역경에서 벗어날 수 없을 바에야 반대표현을 하여 스스로 마음의 안정을 구하려는 슬픈 반응이다.

3) 시설케어의 특성

클라이언트에게 있어서 생활의 기반이 되는 곳은 가정이다. 그러나 가정 상황이나 신체적인 상황 등 여러 가지 사정으로 인해 가정에서의 생활이 곤란하게 되면 생활의 장이 가정에서 시설로 전환되기도 한다.

시설 생활에 있어서 하루 세 끼의 식사, 생리적 배설, 청결의 유지와 수면 등이 불안하지 않도록 해야 한다. 시설은 집단생활이 이루어지기 때문에 케어가 획일적으로 이루어지기 쉬우며 개별케어서비스 제공이 용이하지 않다.

그러나 시설에서는 전문적인 케어를 받을 수 있다는 장점이 있다. 여러 가지 직종의 전문성이 발휘, 개발되어 케어 목표를 세울 수 있고, 일관성 있게 서비스를 제공해 줄 수 있는 장점이 있다. 또한 시설에서는 레크리에이션과 같은 집단활동을 할 수 있고, 동료간의 교류를 통해 자극과 정보를 얻을 수 있다.

이러한 장점을 최대한 활용하여 효과적으로 케어서비스를 제공하기 위해서는 항상 공부하고 노력할 필요성이 있다. 이를 위해서는 케어복지 전문가의 교대근무시 정확한 인수인계를 통해 이용자의 생활 전반에서 일어나는 정보를 정확하게 전달할 수 있는 시스템이 구축되어야 한다.

4) 시설케어의 원칙

(1) 생명을 보호하고 건강하고 쾌적한 생활의 장을 제공하도록 한다.

클라이언트의 생명을 보호하기 위하여 원조를 행하고 24시간 클라이언트의 건강을 체크하고 관찰하여 적절한 의료 처치가 이루어질 수 있도록 하는 등 건강하고 쾌적한 생활의 장을 제공해야 한다.

(2) 개인의 프라이버시와 생활습관, 가치관을 존중한다.

연령, 성별, 생활습관, 가치관 등 각기 다른 특성을 가진 다양한 사람들이 입소하여 집단이라는 특수성으로 인해 공평성, 평등성을 내세워 획일화된 프로그램이나 규칙 등에 의해 개인의 개성이나 습관, 가치관 등을 유지하기 곤란하거나 프라이버시를 침해당하는 상황에 놓이게 된다. 따라서 클라이언트에게 프로그램을 자유롭게 선택할 수 있는 시간적 배려를 하는 자세가 중요하다. 시설케어에 있어서는 특히 클라이언트의 인권을 보장하고 비밀을 지켜주며 프라이버시를 존중하는 자세가 중요하다.

(3) 자립성을 유지, 확대시켜 나간다.

클라이언트의 ADL 수준이나 심신의 상태에 따라 자립생활을 유지하고 확대시켜 나갈 수 있도록 하는 것이 중요하다. 클라이언트가 할 수 있는 것과 할 수 없는 것을 정확하게 파악하여 케어계획을 세워야 하고, 의식주와 관련된 생활환경을 정비하고 케어기구를 활용하며 케어전문가와의 제휴를 통해 최적의 서비스를 제공함으로써 클라이언트의 자립성을 확대시켜 나가야 한다.

(4) 동료애를 통해 생의 보람과 소속감을 갖게 한다.

단조로운 시설생활에 변화를 주기 위해 레크레이션이나 각종 행사, 취미활동, 교육 등을 통해 삶의 활력을 주고 자아실현을 돕도록 한다. 특히 동료간에 화합하여 즐겁게 지낼 수 있도록 다양한 프로그램을 실시하고, 자원봉사의 도입, 시설 개방 등을 통하여 지역 주민이나 학교, 보육시설, 유치원 등 지역사회와의 교류의 폭을 넓혀나가도록 한다.

(5) 가정과 유사한 분위기를 조성하도록 노력한다.

클라이언트는 시설생활에 자신을 맞추며 적응시켜 나가기 때문에 자신의 기분이나 주장을 솔직히 표현하기가 쉽지 않다. 그러므로 클라이언트의 기분이나 욕구를 자유롭게 표현하도록 원조함으로써 개개인의 기쁨이나 슬품, 감사 등을 서로 나누며 도와주는 분위기를 조성해야 한다. 이때 케어복지사는 클라이언트의 생각을 충분히 경청하는 시간을 가지며 수용적·개방적인 자세로 대해야 할 것이다.

한편 가족과의 교류를 돕기 위해 가족이 시설을 방문하는 프로그램을 실시하고, 가족모임, 통신, 행사참여 등의 방법으로 클라이언트의 가족들과 격리되거나 고립되지 않도록 하는 것이 중요하다.

(6) 안락한 임종을 맞도록 원조해야 한다.

대부분의 사람들이 가족의 간호를 받다가 가정에서 임종을 맞이하는 경우가 많다. 그러나 시설을 이용하는 클라이언트는 시설이나 병원 내에서 임종을 맞이하게 된다. 따라서 클라이언트의 통증 완화를 돕고 최후까지 인간으로서 존중받을 수 있도록 하는 등 심리적·신체적·정서적·영적으로 안락한 임종을 맞이하도록 도와야 하고, 사망 후 클라이언트의 본받을 점이 있다면 널리 알리어 고인을 기리는 것도 잊지 말아야 할 것이다.

5) 케어복지 실천의 특성

케어복지사에게 있어 각 실천장소에 따라 케어목표 달성을 위한 활동이 다양하게 요구되는데, 이는 케어서비스가 클라이언트와 케어복지사와의 상호 영향과 작용, 그리고 실천장소의 환경에 따라 달라질 수가 있기 때문이다. 즉, 케어서비스는 대상자에 대한 직접적 케어서비스에만 국한되는 것이 아니라 클라이언트 또는 가족, 집단, 지역사회, 혹은 조직이나 환경 등의 특성을 고려하여야 한다.

(1) 환경적 특성

재가케어서비스는 클라이언트의 상태와 가정의 여건 등에 따라서 적절한 서비스가 가능하지만, 시설 케어서비스는 집단생활공간이므로 획일적인 서비스가 클라이언트에게 적용된다. 그리고 병원케어서비스는 클라이언트의 육체적·정신적 건강을 유지하여 안정을 회복하고 행복을 지속할 수 있도록 지원함으로써 효과적인 서비스가 실현될 수 있다.

병원케어서비스는 병원에서 단순히 질병의 진단이나 치료, 재활이 목적이 아니라 건강의 유지 및 증진을 위한 제반 영역 즉, 보건서비스까지 클라이언트에게 케어가 이루어져야 한다. 시설에서의 케어는 집단생활공간에서 획일화된 케어프로그램에 의해 적응되어지도록 되어 있는 반면, 재가케어서비스는 자유로운 상황에서 클라이언트와 가족의 의사가 우선시 되고 서비스 제공에 있어서 이미 형성된 생활습관과 리듬에 맞추어 주는 것이 클라이언트와 가족에게 신뢰감을 주어 케어활동의 상호작용에 도움이 된다.

이상과 같은 케어실천 장소에 따른 환경적 특성을 고려하여 케어서비스 계획을 수립해 나가야 한다.

(2) 케어팀의 특성

병원에서의 케어서비스는 의료팀에 의해서 치료적·지지적·과학적·사회적·예방적 서비스 등이 이루어지고 있다. 시설에서의 케어서비스는 전문적인 종사자의 다양한 서비스가 클라이언트와의 상호관계 속에서 이루어지고 있지만, 재가케어서비스는 가정의 생활공간에서 이루어지기에 가족과의 상호관계에 의한 작용을 고려하여 최대한 효율적으로 활용하여야 한다. 그러나 클라이언트의 가정은 지역적 특성, 주택의 구조, 경제적 문제, 케어기구, 가족구성원의 친밀도 등 그 환경적인 차이가 분명 존재할 뿐만 아니라 가족들의 케어에 대한 인식이나 능력에 따라서도 다양한 차이를 보여주고 있다.

따라서 이러한 다양한 차이로 인해 재가 케어서비스는 단순한 케어 차원에서의 접근보다는 클라이언트와 가족에 대한 이해와 상호작용 속에서 이루어진다는 점을 염두에 두어야 한다.

(3) 기능적 특성

재가 케어서비스는 개개인의 클라이언트만을 대상으로 이루어지기에 개인적인 특성을 고려한 케어가 가능한 반면에 클라이언트가 제한된 가정의 범위 내에서 활동하다보면 클라이언트가 사회적·심리적으로 위축될 수 있다.

그런 측면에서 시설케어는 집단이라는 장점을 살릴 수 있다. 레크리에이션, 집단활동 등을 통해 삶의 의욕이 고취되고, 인간적 교류를 통해 공감대 형성과 아울러 사회성이 제고되어 클라이언트의 활기찬 삶의 영위로 자립, 재활에 도움이 된다.

병원케어는 개인과 집단이라는 강점을 살릴 수 있고 의료와 요양 케어가 갖추어져 있어 치료와 재활, 요양, 사회복귀를 위한 훈련을 통해 일상생활의 영위를 촉진시킬 수 있다.

따라서 재가에서의 케어복지사는 이러한 점을 유의하여 클라이언트의 부족한 사회성이 계발될 수 있도록 함으로써 클라이언트가 지역사회와 이웃으로부터 고립되어 있지 않고 그들과 함께 한다는 생각을 가지고 긍정적인 생활을 할 수 있는 기회를 보다 많이 제공하여야 한다.

(4) 내용적 특성

시설에서는 케어매니저의 회의를 통하여 케어계획이 수립되고, 각자의 역할이 분담된 전문적인 팀에 의해 다양한 케어서비스가 일관성 있게 제공되며 업무내용에 대한 객관적인 평가·판단을 통해 케어의 내용과 질을 조정할 수 있다.

그러나 재가케어에서는 일반적으로 케어종사자가 클라이언트와 가족과의 관계형성에서부터 목적 달성까지 모든 활동과 그들의 정신적인 면까지 케어자 한 사람에 의하여 케어가 이루어지고, 케어자 혼자 모든 일을 하므로 케어자 이외에는 케어 상황을 알 수가 없고 케어 활동에 대한 평가와 정해진 방법도 없다는 것이 단점이다. 따라서 케어를 하는 개인의 능력과 자질에 의하여 그 서비스의 내용과 질이 조절될 수밖에 없다.

그러므로 재가케어의 경우는 케어 종사자가 항상 케어 전문기관과의 유기적인 협조 체계를 이루어 협조와 지원을 받아 케어활동을 수행할 필요성이 있다.

병원케어서비스는 일반가정이나 시설에서 케어를 하다가 치료와 재활, 요양이 필요한 경우에 이용하게 되는 서비스이다. 전문적인 의료팀에 의해서 진찰, 검사 및 진단, 치료, 경과관찰, 사회서비스 등 적절한 케어서비스가 제공된다. 클라이언트의 건강과 경제적 사항, 가족간의 사정에 따라서 가정에서 케어하다가 병원케어를 이용하게 되는데 재가케어가 어려운 경우에는 시설케어로 전환을 하기도 하고 장기간 병원에서 치료와 요양을 받는 경우도 있을 수 있다.

이상의 환경적 특성, 케어팀의 특성, 기능적 특성, 내용적 특성을 고려한다면 〈표 3-5〉과 같이 케어실천 장소에 따른 매니저들이 보건, 의료, 복지영역과 서로 연계하여 케어계획과 방법을 수립하여 케어서비스를 제공할 때 클라이언트의 삶의 질 향상(QOL; Quality of Life)이라는 궁극적인 케어 목적을 달성할 수 있을 것이다.

또한 클라이언트의 삶의 질 향상을 위해서 보건, 의료, 복지영역 케어전문가 상호간의 제휴를 요약해 보면 〈표 3-6〉과 같다.

보건, 의료, 복지케어전문가와의 제휴에 따른 효과로는 새로운 정보와 아이디어 제공, 전문성 제고, 자기평가, 자기 개발의 촉진, 횡적인 네트웍의 형성 등을 들 수 있다.(주: 이해영, 케어복지론 재구성, 2002)

〈표 4-5〉 실천장소에 따른 케어복지 특성

구분	가정	시설	병원
주체	클라이언트와 그 가족	시설 종사자	의료팀 (의사, 간호사, 간병인, 사회복지사, 케어복지사 등)
환경적 특성	자율적, 수시변동	공동·인위적 공간이라는 제약	의료팀 (의사, 간호사, 간병인, 사회복지사, 케어복지사 등)
케어팀의 특성	가정봉사원, 방문간호사 클라이언트와 가족 포함	종사자의 체계화된 다양한 서비스	클라이언트와 가족 의료팀
기능적 특성	가족케어	집단활동 레크리에이션 활동 등으로 사회성 제고	병원 생활(개인, 집단) 사회복귀 촉진
내용적 특성	케어자가 모든 업무활동 비정기, 개별성	각 직종의 계획된 역할분담 획일성, 지속성	진료, 진단, 치료, 재활, 요양

〈표 4-6〉 보건, 의료, 복지 케어전문가와의 제휴

케어서비스의 종합화·네트워크화	케어매니저
의료 네트워크 (병원, 보건소, 전문의 네트워크)	의료팀 (의사, 간호사, 간병인, 사회복지사, 케어복지사 등)
지역간호 네트워크 (병원·시설·방문간호센터 등)	가정간호사 등
지역보건 네트워크(병원, 보건소 등)	보건소 직원, 영양사 등
지역복지 네트워크	사회복지사, 케어복지사, 간병인 등
종합적 상담	의료팀, 사회복지사, 케어복지사 등
보건복지행정의 과학화 (전문직의 배치, 보건·복지의 종합적인 조직화)	의사, 보건직원, 사회복지 전문공무원 등

6) 케어복지서비스의 실천분야

케어복지는 케어서비스가 제공되는 실천장소에 따라 재가, 시설, 병원 등으로 구분을 할 수 있는데, 클라이언트의 신체적·경제적·사회적·정신적·영적 여건 및 가족간의 사정에 따라 케어유형을 선택할 수 있다.

제 3 절 케어복지서비스의 실천장소

어떠한 내용의 서비스가 필요한지, 어느 장소에서 케어를 원하는지에 따라 그것에 적합한 케어복지서비스의 실천장소를 결정하는 것이 중요한 과제이다.

1. 재가케어서비스

자신의 가정에서 일상생활을 영위할 수 있도록 그 욕구에 따라 케어서비스를 받는 경우로서 현재 생활하고 있는 그 지역사회에 거주하면서 케어복지서비스를 받을 수 있어 가족 및 친족과 더불어 지역의 이웃들로부터도 클라이언트가 필요로 하는 서비스를 지원받을 수 있다.

그러므로 클라이언트가 행복하고 건강한 생활을 영위하고, 스스로 인간다운 삶을 유지할 수 있도록 도움을 주려고 할 경우에 적절한 케어서비스이다.

2. 시설 케어서비스

1) 사회복지시설

　사회복지시설[1] 케어복지서비스는 심신의 장애, 경제적 이유 등에 의해 자력으로 케어할 수 없는 사정으로 인하여 기본적으로 24시간 전일제 보호가 필요하다고 인정될 때 선택하게 되는 서비스를 말한다. 또한 대부분 재가에서 케어하다가 전문적인 케어가 힘든 경우 시설의 케어복지서비스로 전환하게 되는데 집중적인 간호, 치료, 훈련 등 지속적인 간호와 서비스가 요구되고, 그 목표는 자립과 재활에 중점을 두게 되며 케어의 연속성을 가지고 지속적으로 케어할 수 있어야 한다.

2) 병원 케어서비스

　질환으로 인해 케어가 필요한 경우에 이용하게 되는 서비스를 말하고 질병을 예방, 치료하며 재활뿐만 아니라 건강과 체력을 증진시켜 수명의 연장을 도모하고 클라이언트의 심신, 환경적인 측면에서 더욱 건전하고 활동적인 생활을 영위할 수 있도록 하는 케어서비스이다.

---

1) 사회복지시설은 사회복지분야에서 직접적 서비스 기관 즉, 생활시설(아동복지, 노인복지, 장애인복지, 모자복지시설 등)과 이용시설로 대별할 수 있고, 여기서는 생활시설에 초점을 두며 이하 '시설' 이라는 용어로 쓰기로 한다.

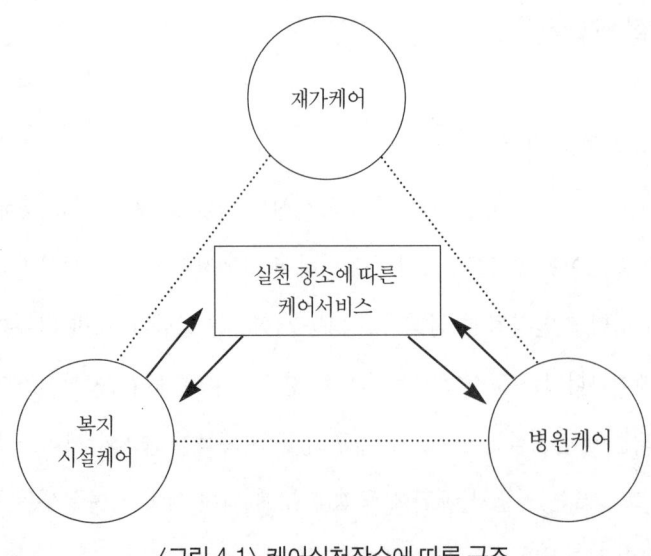

〈그림 4-1〉 케어실천장소에 따른 구조

이상에서 살펴 본 가정과 시설, 병원케어서비스는 〈그림 4-1〉과 같이 상호 유기적인 관계를 유지하면서 이루어져야 클라이언트가 신체적·정신적·사회적·영적으로 완전한 안녕상태를 유지할 수 있다.

3) 케어복지서비스의 재가실천

(1) 가족관계에 대한 이론적 조망

전통적으로 우리나라의 경우는 부모와 자녀의 관계를 이해관계를 초월한 혈연적 유대관계로 보고 있으나, 근래에 사회현상을 이해하는 데 직·간접적으로 관련된다고 여겨지는 이론적 시각들에 대하여 적용한 연구들이 그다지 많지 않다. 주로 소개된 이론들은 은퇴이론, 활동이론, 현대화이론, 하위문화이론, 교환이론 등이다. 이중에서 그나마 이론적 검증을 거친 이론은 활동이론, 현대화이론, 교환이론 등에 국한되어 있는 실정이다.

가족관계를 설명하는 데 가장 많이 사용되는 교환이론(exchange theory)은 공리주의에 입각한 쾌락주의적 원리 또는 재강화의 심리적 이론 등에 근거를 둔 것으로서 이득 손실 보상의 재강화를 요구한다. 즉, 전반적으로 부모는 자녀에게 의존적이나 자신의 자원을 가진 경우 자녀에게 도움을 주면서 생활하고 있다. 상호 원조 유형에 있어서 가장 일반적인 관계는 경제적 영역이고, 가장 쌍방적인 관계는 정서적 영역이다. 양자 모두 자신이 어느 정도의 자원이 있을 때 상대방에게 도움을 주는 경향, 자녀 자신이 가지고 있는 자원을 부모에게 제공하는 것은 큰 상관이 없는 반면 부모가 자녀에게 주는 도움은 자녀의 부담감을 낮춘다고 볼 수 있다. 즉, 상호정서적 원조가 많이 이루어지고 격차가 적을수록 자녀의 부담감은 낮아진다고 하겠다.

그러나 오늘날 사회적·문화적 변화를 거치고 있는 과도기적 상황에서 앞으로의 케어활동이 재가에서 이루어지기가 어려운 상황으로 전개되고, 가족의 도움을 기대하기가 힘들 것이라는 안타까운 현실에 직면하고 있다.

(2) 재가 케어복지서비스

가정에서의 케어서비스는 클라이언트의 생활 거점에서 이루어지기에 클라이언트와 가족의 일상생활이 무질서해지거나 클라이언트의 잠재력을 살리지 못할 경우가 발생될 수도 있다. 따라서 케어복지사는 그 상황에 맞게 클라이언트의 자립적인 생활을 유도함과 동시에 케어과정상 발생할 수 있는 여러 가지 문제를 극복하여 가정의 순기능을 발휘할 수 있도록 지원함으로써 클라이언트를 포함한 가족 구성원들이 행복을 누릴 수 있도록 서비스를 제공하여야 한다.

현재 우리나라의 가정봉사원 파견서비스란 훈련된 가정봉사원이 가정을 방문하여 일상생활에 필요한 각종 서비스를 제공하여 건전하고 안정된 생활을 누릴 수 있도록 하는데 그 주요 업무는 〈표 4-7〉과 같이 가정봉사원에 관한 서비스, 상담 및 교육에 관한 서비스, 노인결연에 관한 서비스로 구분되고, 가정봉사서비스는 다시 가사지원서비스, 개인활동지원서비스, 우애서비스로 구분되고 있다.

〈표 4-7〉 가정봉사원 파견서비스 내용

구분	서비스 종류	서비스 내용
가정봉사에 관한 서비스	가사지원서비스	- 취사 - 시장보기 - 청소·주변정도 - 생필품 구매 - 의류세탁 - 관계기관연락
	개인활동지원서비스	- 식사시중 - 신체청결 - 목욕·용변시중 - 의복 갈아입히기 등
	우애서비스	- 전화 및 말벗 - 편지 써주기 - 생활상담 등
상담 및 교육에 대한 서비스	· 노인의 자립생활에 관한 상담서비스	
	· 장애노인 수발자를 위한 상담 및 교육	
모인결연에 관한 서비스	· 무의탁 노인의 후원을 위한 결연 사업	

(3) 재가케어의 특성

가정이라는 곳은 혈연으로 구성되어 있으며 지극히 사적인 장소로서 타인이 개입하기 어려운 공간이다. 재가케어라는 것은 이러한 특성을 갖고 있는 특정 장소에서 생활상의 장애를 개선하고 일상생활동작(ADL: Activities of Daily Living)의 어려움을 원조해 주는 것이다. 케어의 특성을 시설케어와 비교해서 정리해 보면 다음과 같다.

① 시설케어는 집단생활에 적응하는 것이 우선인 반면 재가케어는 가정마다 가지고 있는 다양한 생활습관이나 생활리듬에 맞추어서 서비스를 제공하여야 한다.

② 시설에서는 케어복지사와 클라이언트간에 신뢰관계가 잘 형성되면 케어서비스가 원활하게 제공, 전개되고 재가에서는 가족과의 관계에 영향을 많이 받는다는 점이 특징이다. 케어복지사와 클라이언트의 신뢰관계가 형성되었다고만 해서 케어서비스가 원활하게 제공된다고 볼 수는 없다. 클라이언트와 가족간의 인간관계, 가족의 케어의식, 케어력 등에 의해서도 케어서비스가 다르게 제공될 수 있다. 따라서 재가케어에 있어서 케어복지사는 클라이언트와 가족을 포함해서 신뢰관계를 형성해 나가는 것이 필요하다.

③ 시설은 케어용구, 케어기구, 공간, 케어전문가, 케어의 순서 등 케어의 계획을 세워 대응하는 것이 어느 정도 가능하다. 그러나 재가에서는 클라이언트 본인의 신체적 상황 뿐만 아니라 경제상태, 주택구조, 케어기구 구입 등 다양한 상황으로 인해 케어방법을 선택하거나 대응하는 것

이 어렵다.

④ 시설에서는 여러 가지 역할을 가진 케어전문가가 팀을 이루어 케어목적이나 방법을 의논하고 결정하여 서비스가 제공되는 반면, 재가에서는 인간관계를 형성하는 것에서부터 케어목적을 달성하기까지 그 진행에 있어서 심리적인 욕구에 대응, 원조하는 것까지도 케어전문가 한 사람의 업무로 집약되는 특징이 있다.

⑤ 가정은 오픈되어 있지 않은 공간이라는 특성 때문에 케어복지사가 타인의 객관적인 판단에 대해 의식하지 않은 채 케어를 하게 된다는 단점을 가지고 있다. 그것은 케어복지사의 자질에 좌우되는 우려성을 내포하는 것으로서 케어복지사는 자기 성찰을 통한 객관적인 평가를 해야 한다. 반면 시설에서는 한 사람의 클라이언트에게 여러 사람이 팀으로서 접근하기 때문에 객관적인 판단을 할 수 있는 장점이 있다고 할 수 있다.

⑥ 가정의 기능이나 가족의 사이클 등은 각 가정마다 다르다. 이러한 점을 고려해 볼 때 '케어'라고 하는 것이 단순한 한 가지의 문제로만 나타나는 것이 아니고 다른 요소와 중복해서 나타남으로써 문제가 더욱 심각해지는 것이다.

(4) 재가케어의 원칙

① 클라이언트 개인의 여러 가지 생활습관과 문화·가치관 등을 존중한다. 인간의 생활행위는 문화나 습관의 영향을 받게 되어 있다. 저마다의 삶의 과정에서 습득된 문화나 습관이 나름대로는 합리적인 방법들인 셈이다. 이러한 개인적 생활방식의 특성을 무시하거나 경시하고 케어를 한다면

클라이언트와의 신뢰감은 사라질 것이다. 때문에 케어복지사는 각 가정 특유의 생활방법이나 가치관을 존중하는 것이 중요하다.

② 클라이언트의 자기결정권을 존중한다.
장애를 갖고 있는 사람이라 할지라도 자기의 행동이나 생각을 선택하고 결정함에 있어서 본인의 의사를 존중해야 한다. 무엇을 먹을 것인지, 누구와 먹을 것인지, 어떤 옷을 입을 것인지 등에서부터 방의 구조나 가구의 배치, 더 나아가서는 임종을 맞이함에 있어서까지 클라이언트 자신이 선택, 결정하는 것이다. 따라서 클라이언트의 의사나 희망을 정확히 파악하여 의사를 존중하고 그에 따라 원조하도록 하는 것이 필요하다.

③ 클라이언트에게 자립을 하고자 하는 의욕과 동기를 부여한다.
일상생활 행위를 원조함에 있어서 무엇이든 다 돕는 것이 클라이언트를 위한 것이 아니라 자립성을 길러주는 것이 중요하다. 그러기 위해서는 클라이언트의 상태를 정확하게 파악하여 잔존기능을 최대한 활용할 수 있도록 도와야 한다. 클라이언트가 자신이 행한 것에 대해 기쁨을 느낄 수 있도록 인정, 지지해 줌으로써 자립의지와 동기를 부여해 주는 것이 중요하다.

④ 클라이언트 가족과의 신뢰관계를 형성한다.
노인이나 장애인의 생활을 원조하고 삶의 질을 향상시키기 위해서는 가족의 협조가 필요하다. 케어복지사는 클라이언트와 관계를 형성해 가는

동시에 가족과의 신뢰관계를 구축해야 한다. 또한 가족은 장기간의 케어로 인해 신체적·정신적 건강을 잃어버리기 쉽다. 가족의 상황에 대하여 정확하게 파악하여 가족의 케어 부담을 줄여주고 가족이 케어를 계속 하려고 하는 의지를 가질 수 있도록 원조하는 것이 중요하다.

⑤ 클라이언트의 안전성을 확보한다.

재가에서는 보통 케어복지사 한 사람이 다양한 장소에서 케어를 행하기 때문에 안정성에 대한 다각적인 고려를 해야만 한다. 재가케어는 인적 한계와 공간적 한계점, 도구와 이동의 제약 등이 있는 환경에서 케어를 실시하기 때문에 시설케어와 비교해 볼 때 전문인력이나 환경의 정비가 많이 부족하기 때문에 위험요소도 가지고 있다고 볼 수 있다. 이에 재가케어시 케어복지사의 전문기술 확보가 더욱 요구된다.

⑥ 클라이언트가 사회생활을 할 수 있도록 원조한다.

와상, 치매노인의 케어를 맡고 있는 가족은 지역사회로부터 고립되기 쉬우며 케어를 해야만 하는 구속감으로 인해 정신적 불안감을 갖게 된다. 따라서 클라이언트와 함께 가족도 사회생활을 유지, 확대시켜 나갈 수 있도록 해야 한다.

⑦ 클라이언트가 안락하게 죽음을 맞이할 수 있도록 원조한다.

가정에서보다 병원에서 사망하는 경우가 많지만 대부분의 사람들은 자기가 살아온 가정에서 가족의 보살핌을 받다가 임종을 맞이하기를 원한다.

케어복지사는 사망을 부인하거나 회피하기 보다 남아있는 시간은 얼마나 되는지, 어떻게 임종을 맞을 것인지를 클라이언트나 가족의 의견을 존중하여 후회없는 임종을 맞이하도록 원조한다. 그러기 위해서는 클라이언트의 질병상태의 변화를 주의깊게 관찰하여 조금이라도 더 안락한 환경에서 보낼 수 있도록 한다. 신체적·정신적·심리적·영적 상태를 관찰하여 따뜻하면서도 냉철한 태도로 지원해야 한다.

제 **5** 장

스트레스(stress)와 대처방안

1절 　스트레스의 정의와 원인

2절 　스트레스의 증상

3절 　연령에 따른 스트레스

4절 　스트레스 대처방안

제 1 절 스트레스의 정의와 원인

1. 스트레스의 정의

스트레스(stress)라는 용어는 라틴어에서 유래한 말로써 17C에는 어려움, 곤란, 역경, 고생을 의미하다가 18-19C를 지나면서 힘(force), 압력(pressure), 물리적 압박(strain), 강한 효과(effect) 등을 의미하는 용어로 대치되었다. 물리학적 용어로 교량공사에서 사용하던 개념이 인체에 적용되면서 심리적인 압박감이나 근육의 긴장과 같은 신체적 반응처럼 정신과 신체 간에 예측할 수 있는 흥분상태를 의미하게 되었다.

사실 스트레스라는 용어는 신체질환 및 정신질환과 관련하여 많은 관심의 대상이 되고 있으며 폭넓게 쓰여지고 있으나 아직도 명확하게 정의된 것은 없다. 현대적인 스트레스 개념은 1930년대 말, 세열(seyle)에 의해 제시된 개념으로서 그는 스트레스를 일으키는 외부적인 자극 또는 원인을 "스트레스요인(stressor)"이라고 부르고 스트레스요인에 의한 유기체의 소모적인(wear and tear) 비특이반응(nonspecific reaction)을 스트레스라고 하였다. 학자들에 따라 스트레스가 다양하게 정의되고 있지만 일반적으로 스트레스는 반응으로서의 정의, 자극으로서의 정의, 그리고 유기체와 환경의 상호작용으로 보는 정의로 크게 나누어진다.

1) 자극에 근거한 접근(stimulus- based apporach)

자극으로서의 스트레스 정의는 행동주의 전통에서 비롯된 것으로, 스트레스를 인간에게 영향을 미치는 사건 즉 하나의 자극으로 보는 입장이다. 개인은 스트레스에 대한 반응적인 존재이며 스트레스를 그대로 다 받는다는 전제를 갖는다. 스트레스를 객관적인 물리적 위험이나 심리적 위험이 존재하는 환경조건으로 정의하려는 입장이며 스트레스에 대한 용어를 처음으로 사용한 Selye(1936)는 스트레스를 신체가 낡고 닳게 되는 등급 또는 기능이나 손상으로 야기되는 일반로 설명하면서 스트레스란 신체에 가해진 어떤 요구에 대하여 신체가 수행하는 일반적이고도 비특정적인 반응이라고 하였다.

이 모형에 대한 주된 비판은 자극적인 사건들을 스트레스로서 경험하는 사람들 간의 개인차를 설명하지 못한다는 데에 있다. 그리고 이 이론은 개인이 과거에 경험한 문제의 역사, 개인의 사회, 경제적 배경, 등이 고려되고 있지 않다는 점이 비판되고 있다.

2) 반응에 근거한 접근(response-based apporach)

생물학과 의학계에 널리 퍼져 있던 반응으로서의 스트레스 정의는 스트레스하에 있는 상태, 스트레스에 반응하는 유기체, 스트레스 경험으로 인한 고통 등을 의미한다. 어떤 사건으로 인한 변화가 신체의 향상성을 무너뜨리게 되면 신체는 스스로를 보호하기 위하여 보유하고 있는 자원을 동원함으로써 내적인 반응태세를 취하게 된다고 보고 개인의 반응에 중점을 두는 입장이다.

그러나 이 모형에 대한 주된 비판은 스트레스를 생체의 기능변화라고 하지만 각개의 반응이 일정하지 않고 복잡하다는 것이다. 또 향상성 유지는 늘 도전을 받고 있으므로 아주 심각한 경우를 제외하고는 일상생활의 반응과 스트레스 반응을 구분하기 어렵다는 것이다.

3) 상호작용으로서의 스트레스(interactional approach)

상호작용으로서의 스트레스 정의는 환경과 인간간의 관계성을 강조한다. 스트레스를 환경과 개인간의 복잡한 역동적인 상호작용으로 보고 심리과정에 초점을 두고 있다. 어떠한 환경적 사건도 개인의 지각이나 평가와 독립되어 하나의 긴장원으로 작용할 수 없다는 관계론적 입장에서 자극의 스트레스성 여부를 결정하는 것은 자극 혹은 그 반응자체가 아니고 유기체가 환경적 자극을 평가하고 요구에 대해 반응할 수 있는 대처자원을 해석하는 방법이라고 본다.

2. 스트레스의 원인

복잡하고 급변하는 현대사회를 살아가면서 직면하게 되는 스트레스는 워낙 다양하고 양적으로도 증가하고 있는 것이 사실이다. 현재 우리가 겪고 있는 스트레스는 종류도 다양하고 범위도 넓지만 상황이 나에게 스트레스를 주는지, 아니면 상황에 내가 스트레스를 일으키는지 한 번쯤 생각해 볼 필요가 있다.

대부분의 사람들은 스트레스의 원인을 외부에서 찾으려고 하지만 깊이 성찰해 보면 스트레스를 내는 자신에게 문제가 있으므로 자신의 마음이 어떻게 진행되는지 이해하는 것이 선행조건이며 문제의 해결점을 자신에게서 먼저 찾아보는 것이 중요하다고 하겠다.

1) 스트레스의 생리적 요인

스트레스란 지나친 심리적, 육체적 요구에 대한 적응 반응으로 나타나는 정신적 긴장을 말한다. 인간의 신체는 주기성을 가지고 있어서 규칙적인 생활을 통한 생리학적 시간과 바이오리듬이 유지될 때 신체적 정신적 건강을 유지할 수 있지만 사회가 요구하는 사회적 시간 또는 경제적 효용성에 맞추어 살아가는 현대인들에게는 신체의 자연적 리듬이 파괴되고 스트레스가 높아진다.

미국의 경우 주요 사망원인인 심장질환, 암, 폐질환, 자살, 사고 등이 스트레스 때문에 발생한다는 보고가 있으며, 병원을 찾는 환자의 3분의 2가 스트레스와 관련된 증세를 보이고 있다고 한다. 스트레스의 강도가 높아지고 기간이 길어지면 뇌하수체호르몬의 분비에 까지 영향을 미쳐 각종 질병을 가져오게 된다.

2) 스트레스의 상황적 요인

예측할 수 없는 천재지변이나 각종 돌발사고 그에 따른 생활의 변화 등과 같은 외부상황적 요인이 개인의 스트레스를 발생시키는 하나의 원인이 될 수 있다.

천재지변이나 예측 불가능한 돌발사고 등 갑작스러운 재난은 엄청난 스트레스 자극이 된다는 것이다. 재난에는 지진이나 태풍에 의한 자연재해 뿐 아니라 각종 교통사고 및 대형 참사, 화재 등과 같은 인간에 의한 재난도 있으며 강도, 폭력 등에 의한 충격적인 개인적 재난을 당하는 경우도 많다. 재난을 당한 피해 당사자들은 불안이나 우울증을 경험하거나, 스트레스장애, 적응장애, 심지어는 죄책감에 시달리기도 한다. 이런 경우의 스트레스는 부정적 생활 사건과 관련된 고통이란 용어로 표현된다.

21C 현대사회의 다양한 변화와 사회적 요구는 각 개인에게 엄청난 스트레스를 유발한다. 스트레스라는 용어가 인간 생활환경의 변화에서 야기되는 모든 행동적 신체적 변화를 일컬을 때 사용되듯이 변화하는 환경여건에 맞추어 조화를 이루어 가는 과정은 '주변환경 속에서 살아남기 위한 각 개체의 투쟁'(Lazarus 1976)으로써 변화에 따른 재적응과 조정까지도 요구하고 있다.

3) 스트레스의 사회심리적 원인

(1) 결핍(deprivation)

결핍이란 개인의 욕구를 만족시킬 수단이 박탈되거나 제거된 상태를 말한다. 식욕이나 성욕처럼 생리적인 욕구든 인간의 자아실현과 존엄에 대한 욕구처럼 추상적이거나 심리적인 것이든 간에 원하는 욕구가 충족되지 않았을 때 인간은 스트레스를 받게 되며 소외나 고립 등을 통해서도 심리적, 사회적 결핍을 느낀다.

사실 결핍이란 주관적 사실임에도 불구하고 타인과의 비교, 자신의 기대치, 과거의 경험 등에 비추어 현재의 상황이 부족하다고 느끼게 되면 상대적 결핍과 주관적인 불행을 느끼게 되고 반대로 자신보다 더 못한 처지의 사람과 비교함으로써 스트레스를 완화 할 수도 있다.

많은 사람들은 자신의 상황을 타인들과 비교해보고 그 결과를 가지고 주관적인 판단의 이해 만족과 불만족을 스스로 결정한다.

(2) 욕구좌절(frustration)

욕구 좌절은 자기가 하려고 원하는 목표를 달성하는데 방해를 받거나 실패하게 되면 나타난다. 이러한 좌절을 겪게 되면 정서적으로 분노나 공격감정이 나타나는데 이것이 스트레스로 작용하기도 하고 무력감에 빠져 자신을 무가치하게 생각하게 만들기도 한다.

개인적인 목표지향 행동이 장애에 부딪혔을 때 좌절로 나타나므로 좌절이란 지극히 개별적인 경험이라고 말할 수 있다. 좌절을 일으키는 장애의 요인으로 첫째, 물리적 장애 요인으로써 생활상의 사소한 일, 예컨대 날씨가 더운데 창문이 열리지 않는다든가 열쇠를 분실했다든가 하는 일로부터 크게는 지진으로 소중한 피해를 입어 좌절을 한다든가 태풍으로 한 해의 농사를 망친다든가 해서 소득을 얻고 싶은 욕구를 좌절시키는 것까지 다 포함된다. 둘째, 사회적 장애로서 꼭 배워야 할 것들을 가정에서 배우지 못한다거나 경제적 여건 때문에 갖고 싶지 않은 직업을 선택한다거나 사회적으로 여성차별을 받는다든가 하는 모든 사회적 장애들이 포함된다.

콜예맨과 하멘(Coleman & Hammen,1974)은 욕구좌절의 원인을 다음과 같이 제시하였다.

① 지연
시간의 가치를 강조하는 사회에서 지연은 좌절감을 유발한다.

② 재원의 부족
경제적인 사정 때문에 하고 싶은 것을 못하거나 갖고 싶은 것을 소유하지 못할 때 심한좌절을 경험하게 된다.

③ 상실
사랑하는 사람의 사망이나 이사를 통한 친구와의 이별등은 슬픔의 원인이자 좌절의 원인이 되기도 한다.

④ 실패
경쟁사회에서 실패는 빈번한 것이고 실패의 경험은 좌절감을 유발한다.

⑤ 무의미성
삶의 의미를 찾기 어려운 현대사회 속에서 좌절을 느끼고 경험하게 된다.

제 2 절 스트레스의 증상

1. 신체적 · 생리적 반응

최근 의학계의 보고서들을 보면 스트레스가 여러 질병의 원인이 된다고 밝히고 있다.

우리 신체가 스트레스 인자(stressor)들을 만나면 '증상' 이라는 모양으로 스트레스 반응을 나타낸다는 것이다. 이러한 반응은 몸이 어떠한 위험 상황에서 스트레스 인자와 싸워서 극복하거나 멀리 도망갈 수 있도록 하기 위해 아드레날린 등의 스트레스 호르몬을 분비하게 만들며 정신적으로는 감각기관이 예민해지고 근육이 긴장하며 호흡이 빨라지고 심장 박동이 빨라져 혈압이 올라가게 만든다는 것이다.

이런 스트레스 반응이 지속되면 신체적으로 피로감, 두통, 가슴이 두근거리는 심계항진 안면홍조, 불면 등의 양상이 나타나고 짜증을 내거나 난폭해지기도 하며 공포증, 신경성 위장병, 신경성 피부병, 고혈압, 심장병 등과 같은 질환을 가져온다. 실제로 성인병 70%가 스트레스에 의한 것으로 보고되고 있다.

2. 심리적 반응

스트레스를 받게 되면 불안, 초조, 공포, 우울, 의기소침, 짜증 등과 같은 심리적 반응이 나타난다고 한다. 실제로 미국 9.11테러사건이나 대구 지하철 참사 등 커다란 사건을 겪은 사람들은 외상 후 스트레스장애(PTSD)에 시달리고 있으며 이를 방치할 경우에는 심각한 정신건강 위기에 직면하게 될 것이라고 정신보건전문가들은 경고한다.

스트레스를 받으면 우울하고 의기소침한 감정을 갖게 되어 매사에 싫증을 느낀다거나 식사에 무관심하거나 불면증에 시달리거나 절망감에 빠지는 등의 현상을 보이고 심할 경우에는 자살로 이어지기도 한다.

※ 생활사건과 생활변화 단위(Life Change Unit : LCU)
과거 2년 이내에 체험한 스트레스를 빠짐없이 채점한 후 그 점수를 더한다.

※ 홈즈 라에의 스트레스 점검표(Holmes & Rache 1967)
· 0-150 LCU 스트레스관련 질병가능성이 없음
· 150-199 LCU 경중의생의 위기(35%에서 질병 발생 가능)
· 200-299 LCU 중증도의 생의 위기(50%에서 질병발생 가능)
· 300 LCU 이상 중증의 생의 위기(80%에서 질병 발생 가능)

생활사건	점수	생활사건	점수
배우자사망	100	자녀의 출가	29
이혼	73	시집 식구와의 문제	29
별거	65	우수한 개인적 성취	28
감옥살이	63	맞벌이 시작 또는 중지	26
일가친척 혹은 가족의 사망	63	입학 또는 졸업	26
본인의 부상 또는 질병	53	주위 거주환경의 변화	25
결혼	50	개인적인 버릇의 교정	24
해고	47	상관과의 갈등	23
별거 후 재결합	45	근무시간 및 근무조건의 변화	20
은퇴	45	거주지의 변화	20
가족구성원의 건강문제	44	학교의 변화	20
임신	40	레크리에이션의 변화	19
성적인 장애	39	교회활동의 변화	19
새로운 가족구성원의 증가	39	사회활동의 변화	18
사업의 재적응	39	연간소득을 밑도는 정도의 부채	17
재정적인 변화	38	수면습관의 변화	16
친한 친구의 사망	37	동거인수의 변화	15
다른 분야의 직업으로의 전환	36	식습관의 변화	15
배우자와의 말다툼 횟수의 변화	35	휴가	13
무리한 대출금	31	성탄절	12
저당물의 압수	30	가벼운 법률위반	11
직장에서의 책임	29	합계점수	

제 3 절 연령에 따른 스트레스

 사람의 일생은 주로 심신의 발달이나 생리학적 변화의 측면에서 특징적인 4-5단계로 인위적으로 나눌 수 있고, 그 때 사회에 있어서 집단생활의 상황과 아울러 생각하는 것이 중요하다.

1. 유아기

 어린 아이들에게는 스트레스가 없다고 생각하기 쉬우나 어린 아이도 엄연한 인간이고 나름대로의 생각이 있으며, 살아가는 방법을 배워가고 있는 하나의 인격체이다. 그러나 특히 부모들은 자신들이 양육하는 방법에 순순히 따라 주는 부속물 정도로 생각하는 경우가 있어, 스트레스를 생각할 때는 심각한 반응을 보이는 수도 많다는 것을 잊는 경우도 많다.
 예를 들어 막 걷기 시작하거나, 말문이 트이기 시작할 2-3세 아이에 있어서, 특히 혼자 부모와 생활하던 아이들이 동생이 생기면서 보이는 여러 가지 변화를 생각해 볼 수 있다. 지금까지는 부모의 관심과 사랑을 한 몸으로 듬뿍 받으면서 지내고 있다고 생각했을 터인데, 어느 날 갑자기 새로운 인물이 나타나 자신에게로 향하던 관심이 모두 동생 쪽으로만 향하는 인상을 받다. 그러므로 사랑을 쟁취하려는 목적으로 이상행동이 출현하기도 한다. 앉아서 밥도 곧잘 받아먹고, 작은 심부름은 신이 나서 하는 듯 열심히 하고, 대소변도 가릴 정도까지 되었던 아이가 느닷없이 소변을 실수한다거나, 자기도 동생처럼 우유병에 달라고 떼를 쓰기도 하고, 갓난아이처럼 엄마 품에서 우유를 먹으려 한다. 어른이 보지 않을 때에는 아기에게 다가가 꼬집는다거나 하는 등의 행동을 하기도 한다.

이런 현상을 정신의학적 용어로 퇴행이라고 한다. 불안을 피하려는 정신적인 현실도피의 한 방법이라고 설명한다. 즉 이때의 불안은 심한 스트레스로 야기된 것이라 보아야 하며, 이런 행동을 보인다고 꾸중을 한다거나 미워하게 되면 성격발달에도 지장이 있고, 스트레스는 더욱 커지기만 하는 것이다.

2. 유아 후기 — 학령기

가정으로부터 처음 사회의 집단생활(유치원, 초등학교)로 이행하는 시기이다. 집안에 국한되었던 대인관계가 선생님과 친구들로 확대되면서 한 개인의 사회화가 이루어지는 시기이다. 가정이라는 울타리 안에서 부모의 보호 아래 지내다, 잠시나마 부모(특히 어머니)와 떨어지게 되고, 사회집단에서의 대인관계에서 비롯되는 스트레스가 많을 수 있다.

아이들이 유치원에 다니기 시작하면, 처음 몇 일은 아침에 어머니가 유치원에 데려다 주고, 마칠 시간에는 유치원으로 가서 데려온다. 이러기를 어느 정도 하다가는 결국은 아이 혼자 오고가고 하게 된다. 그러나 아이들 가운데 유치원까지는 잘 가서는 교실에 들어가지 못하고 어머니와 헤어지지 않으려고 울고불고 하는 경우가 있다. 겨우 달래 들여보내도 어머니가 교실 창 밖에서 지켜보고 있어야 수업을 받곤 한다. 이런 현상은 부모와 헤어진다는 분리불안 때문에 나타나는 사회부적응 현상의 하나이다. 어머니의 과보호나 과간섭이 이런 분리불안을 가중시키는 하나의 요소일 수도 있다. 초등학교 시기는 정서적인 발달측면 보다는 강압적이고 기계적이고 자신의 의사와는 상관 없는 과도한 실력경쟁에 따른 심신의 스트레스가 많아질 수 있다.

이와 같은 경우 여러 가지 신경증이나 심신의 반응을 비롯하여 사회부적응을 일으키는 경우가 적지 않습니다. 초등학교 시기는 여러 정서장애를 위시하여 신경성 습벽, 틱 등이 많다. 그리고 자녀의 교육문제나 양육에 따른 모친의 과보호, 과간섭 등이 부모, 자녀간의 이차적인 스트레스를 파생할 수 있다.

3. 사춘기

급속한 신체적 발달과 이차성징의 발현, 생식기능의 성숙 등 생물학적 측면이 특징적이다. 그리고 정신과 신체의 불균형이 극단화되기 쉬운 것도 이 시기이다. 성적인 공상과 현실과의 차이에서 나타나는 갈등, 내면에서 솟아오르는 성충동의 고조는 새로운 스트레스 상태를 야기하고, 행동화하기 쉽다. 이와 함께 시험 경쟁이나 그에 수반하는 제요인에 따라 심신의 피로는 더욱 심해진다. 이 결과 신경성식욕부진증, 심신증이나 부등교를 상징으로 하는 다채로운 정서장애, 신경증, 행동이상이 속출하게 된다.

4. 청년기

청년기 전기는 고교생 시기에 해당되며, 의존과 독립의 갈등, 자아동일성의 위기에 직면하는 시기이다. 청년기 후기는 취직, 결혼이라는 인생의 전환을 맞는 단계이나, 자아동일성의 확립이 불충분한 상태에서는 스트레스병으로 반영되기 쉽다.

5. 성인기

남성은 직장 일이나 역할면에서의 갈등, 승진, 부서변경, 단신부임 혹은 대인관계의 알력에 의한 스트레스가 가득하다. 사람에 따라서는 담배나 술에서 그 배출구를 구하게 된다. 과도하게 되면 니코친중독이나 알코올중독으로 발전하고, 결과적으로 관상동맥질환이나 간 장애의 준비상태로 되어간다.

여성은 가사, 임신, 출산, 육아 등 심신의 부담이 증대하고, 그 어느 것으로도 스트레스 상태가 발생할 수 있다. 산후 자율신경실조증(또는 우울증), 육아노이로제는 그의 대표적인 것입니다. 게다가 남편, 시어머니와의 갈등이 생기기 쉽고, 비슷한 병적기전을 취하는 경우가 있다.

6. 중 · 장년기(40-60)

이 시기에 달하면 심신의 노화를 의식하기 시작한다. 여러 성인병이 싹트고, 사회적응과의 관계에서 이차적인 신경증이나 심신증적 상태가 발생할 수 있다. 남성은 관리직으로서 직장에서의 책임이 증대하고, 심신의 피로상태를 기반으로 정신적인 스트레스가 발증의 스위치 역할을 하는 경우가 있다. 이 연대에서 우울증이 이전에 비해 훨씬 증가한다.

여성은 갱년기 전후 호르몬의 변화로 심신의 여러 가지 변조를 초래한다. 대표적인 것이 갱년기장애입니다. 이것은 신체면에 있어서 내부리듬의 기능의 변조가 일으키는 대표적인 스트레스 병이라 할 수 있다. 또한 폐경을 성적기능의 소실로 확대해석하게 되어, 노화를 의식하고 여성성의 상실감까지 더해지면 스트레스는 더욱 가중된다. 심리사회적 측면에서는 자녀의 독립, 결혼 등이 상실감이나 역할상실을 부채질하고 고독감을 더해간다.

7. 성격요인

성격에는 거의 문제가 없어도 생활환경 상의 스트레스가 강대하면 스트레스 상태를 일으킬 수 있다. 그러나 성격적 요인이 스트레스 상태를 일으키는 경우는 많다. 일반적으로 신경증적 성격요인으로는 정서적으로 불안정하고, 스트레스에 대한 내성이 약하고, 사회부적응의 경향을 들 수 있다. 심신증의 성격특성에는 성실하고, 일에 열심이고, 모범적이라는 식으로 오히려 자기 자신을 희생하면서까지 환경에 잘 순응하려는 과잉적응의 경향이 강한 것으로 지적되고 있다.

    심장질환에 특유한 성격 및 행동을 A형 행동패턴이라 하는데, 이런 사람은 정열적이고 완벽주의자이고, 일이나 여가에 있어서도 항상 앞을 다투고, 시간에 쫓기는 유형이다. 또 공격적, 지배적, 야심적, 긴장감이 강하고, 완고한 성격의 특징을 들고 있다. 이런 성격의 사람들은 그렇지 않은 사람과 비교하여 혈중의 콜레스테롤이나 중성지방이 높고, 임상적으로도 관상동맥질환(협심증, 심근경색)의 출현률이 7배나 높다고 알려져 있다. 이런 성격의 소유자들은 관상동맥질환 만을 염려해서가 아니라, 소위 스트레스를 만들어 가면서 생활한다고 까지 할 수 있는 성격이므로, 스트레스에 대한 관리가 특히 필요한 성격이다.

제 4 절 스트레스 대처방안

최근의 스트레스에 관한 연구를 보면 욕구 좌절이나 갈등 혹은 압박감으로 인한 것뿐만 아니라 심리적인 요인이 스트레스의 발생 원인으로 보고되고 있다. 갈등, 욕구좌절, 스트레스 상황하에서 문제사건에 무리 없이 적응할 수 있도록 하기 위해서는 무엇보다 스트레스의 대처방법이 중요하다.

다양한 활동을 통하여 보다 의미 있는 삶을 추구해 나가고자 하는 인간에게는 자신이 처한 상황에 효과적으로 적응하는 과정 자체가 정신건강과 직결된 문제이므로 본 장에서는 일상 생활 속에서의 갈등과 스트레스 상황에 대한 효과적인 적응방안을 모색하면서 실생활에 도움이 되는 방법을 알아보기로 한다.

1. 스트레스 대처의 개념

스트레스 증상은 스트레스 유발인자(stressor)에 대한 자기 자신의 반응이다. 스트레스는 위험이나 사건 등 변화에 대한 신체의 비특이적 반응이기 때문에 각 사람의 성격특성, 개인의 생활양식 그리고 사회문화, 환경적인 요인에 따라 다를 수 있다. 마찬가지로 스트레스에 대한 대처방법 역시 다양하지만 적응의 과정으로서의 통달과 숙달, 문제를 처리하고 관리하는 능력에서 스트레스 대처에 대한 의미를 찾을 수 있다.

2. 스트레스를 대처하는 마음가짐

스트레스를 피해갈 수 있다고 한다면 문제는 간단하지만 현실적으로 불가능한 일이다. 스트레스 유발 요인에는 외부적요인도 있지만 자신의 내부에서 스스로 만들어지는 내부적 요인도 있으므로 스트레스를 대하는 태도를 긍정적으로 가지는 것이 가장 중요하다고 할 수 있다. 스트레스에 효과적으로 대처하는 두 가지 접근방식으로는 첫째, 문제 상황에 대한 대처능력을 향상시키는 차원에서 예방적인 준비를 하는 것이 있다. 성장지향적인 생활방식을 변화시키고, 자존심의 향상이나 능력개발, 인간관계기술의 향상 등을 통해 적응력을 개발하고 증진하는 노력이 필요하다는 것이다. 둘째, 특정한 스트레스 상황에 잘 대처하는 방법을 익히는 것이다. 스트레스의 원인이 천태만상인 만큼 대처방법 역시 다양할 수밖에 없으므로 상황별 대처방법을 다 익힐 수는 없다. 스트레스란 스트레스로 작용하는 사건 자체보다는 사건에 대한 개인의 주관적인 해석에 의해 더 많이 좌우 된다는 점에 주의할 필요가 있다.

현대인들은 대부분 스트레스를 외부에서 해결하려고 하지만 그것은 바른 해결책이 아니다. 먼저 자신의 마음을 이해해야 하고 자신의 마음가짐이 어떻게 되고 있는지 아는 것이 중요하다.

스트레스를 덜 받을 수 있는 마음가짐을 알아보자.

첫째, 스트레스를 인생의 불가피한 일부로 받아들이는 것이다. 회피할 수 있는 경우도 있겠지만 회피할 수 없는 경우가 훨씬 많다는 것을 수용해야 한다. 스트레스가 없는 삶은 변화와 발전이 없으며 무의미하고 죽음을 의미한다.

둘째, 스트레스를 해결할 수 있는 문제로 보는 것이다. 스트레스를 '운명'이나 '팔자' 또는 '남의 탓'으로 보면 해결이 불가능하다. 그것을 문제로 인식하고 대처하려고 할 때 해결할 수 있는 것이다. 혼자서 독백을 해 보자! "음 그래 이것이 스트레스로 작용하고 있구나! 분명 이것이 문제이고 이것이 스트레스인데 이 문제를 해결해 나가면 되는 것이니까…문제란 항상 해결 전제로 있는 것이니까… 그래 하나하나 해결해 보자!"

셋째, 스트레스를 성장을 위한 도전으로 받아들이는 것이다. 스트레스는 부정적으로 위협적이긴 하지만 성장을 위한 기회가 되는 것도 사실이다. 그것을 극복함으로써 자신의 잠재력을 개발하고 성취감을 경험할 수 있다.

넷째, 자신의 스트레스를 잘 파악하고 이해해야 한다. 내가 느끼는 스트레스 감정이 분노, 긴장, 불안, 초조 중 어느 것인가? "무엇이 누가 어떻게 내 기분을 뒤집어놓는 것일까?" 이렇게 자문자답을 하면 자신의 스트레스 상황에 대해 전반적으로 파악할 수 있다.

다섯째, 지금까지 익숙한 비효과적인 스트레스 대처방안을 바꾸려고 결심하고 새로운 방식을 배워야 한다.(원호택 1991)

3. 스트레스와 사회적 지지

1) 사회적 지지란?

사회적 지지란 구체적으로 스트레스에 직면하고 있는 사람의 스트레스를 해결하는 데 도움이 되어 주는 것으로 심리적인 지지와 물질적인 지지로 나눌 수 있다. 사회적인 지지자의 역할을 해주는 사람들은 가까운 가족이나 친구, 선후배, 목회자 등이다. 가정에서, 사회적인 모임 집단을 통해서, 혹은 좋은 친구를 통해서 얻는 정보나 지지적인 조언이나 물질적인 도움은 스트레스를 해결하는 데 아주 중요한 역할을 한다.

2) 사회적 지지의 효과

고통스런 스트레스 상태에 있는 사람에게 사회적 지지는 스트레스를 줄여주고 신체적 질병의 회복을 촉진시켜준다. 사회적 지지는 스트레스가 없는 상태보다는 높은 수준의 스트레스에서 보다 효과적인 것으로 보고 있다.

3) 스트레스에의 대처

스트레스에 대한 효과적인 대처중의 하나는 예견되는 스트레스에 미리 미리 대비하는 것이다.

(1) 스트레스 유형과 대처방식

① 직면적 대처 : 상황을 바꾸고자 하는 공격적인 노력.

② 거리두기 : 스스로 스트레스로부터 멀어지려는 노력, 긍정적인 지지를

전망

③ 자기통제 : 자신의 감정과 행동을 조절하는 노력.

④ 사회적지지 추구 : 정보 추구 및 실제적이고 정서적인 지지를 얻기 위한 노력

⑤ 책임감 수용 : 스트레스 문제에서 자기역할 인정

⑥ 도피-회피 : 스트레스를 피하거나 이를 회피하려는 사과와 행동

⑦ 계획적인 문제해결 : 상황을 변화시키기 위한 신중한 문제 중심 노력과 문제해결을 위한 분석적 접근

(2) 직접적인 대응 (자기주장적인 대응)

① 비주장적인 사람은 타인과의 시선을 피하려 들거나 인사를 잘하지 못하고 대화를 먼저시작하기를 꺼리는 경향이 있다.

② 다른 사람의 좋은 점을 발견하면 칭찬을 아끼지 말고 되돌려 주는 연습을 해보자.

③ 왜? 라는 연습을 하도록 하자.

④ 감정을 표출하고 표현하는 연습을 하자.

⑤ 거절하기 연습을 하자.

(3) 스트레스 줄이기

① 철회 : 대인관계나 사회생활에서기대하고 바라던 바를 철회하기란 쉽지 않다. 그러나 포기도 선택의 하나이고, 이 또한 용기를 필요로 하는 것이며, 철회하는 순간 새로운 결정이 시작 될 수 있다.

②타협과 욕구를 재검토 : 스트레스에 잘 대처하려면 문제를 따라 자신이나 타인과 잘 타협해야 한다.

③음식과 스트레스 : 균형 있는 식생활은 우리의 신체 발육과 건강 유지를 위해 아주 중요하다. 특정 음식의 과다 섭취가 스트레스를 유발할 수도 있다. 어떤 음식은 우리 몸에서 교감신경계를 지나치게 활성화시켜서 교감성 스트레스 반응을 일으키기 때문에 이를 삼가는 것이 좋다.

(4) 사고 바꾸기

생각의 변화를 가져와야 한다. 자신의 기대가 비현실적이거나 지나친 것은 아닌가 돌아보는 것이다. 기대가 크면 그만큼 거기에 따르는 실망도 크다. 항상 좌절만 느끼는 양상이기 때문에 스트레스를 느끼게 되는 것이다. 예를 들어 성취욕이 강한 사람은 항상 성공으로만 달리게 되고 자신의 욕망과 결과가 맞지 않으면 못 견디고, 스트레스를 강하게 받는다. 또 자녀에 대해서도 자녀의 능력을 넘어서는 과잉의 기대를 하고 있다면, 그 기대에 못 미치는 결과에 대해서는 속이 상하고 또한 스트레스를 받는다. 그러므로 기대를 현실적으로 가능한 정도로 줄인다면 거기에 따르는 성취감을 느낄 수 있고 이로 인해 마음은 항상 즐거움으로 차 있을 것이다. 그리고 긍정적으로 생각하는 습관이 스트레스를 예방할 수 있다.

(5) 명상 및 이완 훈련

① 명상 : 스트레스 상황 하에서 경험하게 되는 심리적인 불편감, 즉 문제상황에 집착하여 객관적인 입장을 취하기 어렵고 긴장을 느끼며 생각이 복잡하여 고통스러울 때 여기에서 해방 될 수 있는 한 방법으로 명상이 있다.

② 이완 훈련 : 일상생활에서의 지속적인 스트레스로 인해 정신적, 신체적 긴장감이 고조되면 근육 긴장, 두통, 소화기 장애 등이 생기게 되는데 이를 해결하기 위한 좋은 대안 중 하나는 마음의 긴장을 해소하는 이완 훈련이다.

(6) 웃음과 유머로 건강하게 생활하기

지금까지 알려진 엔도르핀의 기능으로는 신경활동을 통제하여 근심 걱정들을 덜어 주고 뇌의 기능을 도우며 몸의 통증을 막아 주는 것 등이 있다. 특히 엔도르핀은 스트레스의 가장 좋은 치료제로 알려지고 있다. 그런데 문제는 엔도르핀이 체내에서 자동적으로 생성되는 것이 아니라는 점이다. 이것은 마음의 감정과 관계를 맺고 있다. 마음이 기쁘고 즐거우면 엔도르핀이 많이 생성되지만 우울하고 속상하면 엔도르핀과 정반대의 효과를 내는 아드레날린이 생성된다. 그리고 한번 분비된 엔도르핀의 절반은 대개 그 효과가 5분 정도이다. 그러므로 계속하여 체내에서 엔도르핀의 효과를 얻기 위해서는 즐거운 마음, 유쾌한 생각을 가져야 하는데 웃음은 엔도르핀을 생성시키는 가장 효과적인 촉진제이다. 상황이 어떠하든지 우리의 몸이 얼마나 아프든지 상관없이 우리가 웃을 수만 있다면 우리의 체내에서 모르핀보다 수백

배 더 강한 엔도르핀이 생성되어 고통 속에서 우리를 보호해 준다. 웃음은 현대인들에게 가장 무서운 질병의 원인이 되는 스트레스에 대한 최고의 해소책이고 스트레스 자체의 발병을 미리 막아 주는 예방주사이다.

(7) 문제 유형별 스트레스 대처법
① 우울할 때 우선 우울한 감정을 유발한 생각들을 점검하는 일부터 하자.
② 섭식 문제가 있을 때-섭식 문제라는 것은 신체나 외모에 대한 지나친 관심이나 그 밖의 심리적인 문제에 의해 야기되는 폭식이나 식용상실을 말한다.
　㉠ 먹을 때는 다른 행동을 하지 말고 음식 자체를 즐기면서 천천히 먹는다.
　㉡ 일정한 장소를 정해 놓고 먹자.
　㉢ 내가 먹을 만큼 덜어서 먹고 더 먹을지는 먹은 뒤에 결정한다.
　㉣ 음식은 인스턴트식품은 피하고 요리를 요하는 음식을 많이 사도록 하며 계획성 있게 시장을 보도록 한다.
　㉤ 남에게 음식을 나누어 주는 역할은 피하자.
③ 대인 불안이 있을 때 대인 공포를 지닌 사람들이 느끼는 불편감은 대인 긴장과 함께 얼굴이 붉어지는 것을 창피해 하는 가장 보편적인 증상부터, 사람들을 대할 때 느껴지는 목소리, 손, 몸의 떨림을 두려워하는 것, 자신에게서 나는 냄새를 두려워하는 자기 체취 공포 등이다.
　㉠ 역설적인 방법이 도움이 된다.
　㉡ 자신이 긴장을 심하게 느끼는 상황에 정지하여 스스로에게 질문

을 던진다.

ⓒ 대인공포를 가지고 있는 사람은 자신의 행동이나 모습이 타인에게 어떻게 비춰지는 지에 과도하게 민감한 것이 문제이다.

4. 적응의 실패에 따른 문제점

1) 심리장애(정신질환)의 준거
  (1) 심리적인 고통을 느끼지만 이것들 스스로 통제하거나 해결할 수 없는 상태를 말한다.
  (2) 행동의 조절이 어려워 사회적으로 용납될 수 없는 문제 행동을 번번하게 일으키는 경우를 말한다.
  (3) 스스로 심리적 불편감을 느끼지 못하나 정신의학적인 증상 분류에 명백히 해당되는 경 우도 있다.
  (4) 통계적으로 볼 때 정상의 기준에서 일탈되어 있을 때를 말한다.

2) 심리장애의 정신의학적인 분류

  (1) 섭식장애
    신경성 식욕 부진증(Anorexia Nervosa), 신경성 폭식증(과식증)

  (2) 정신분열증
    ① 자신과 자신이 처한 상황, 외부 세계에 대해 객관적이고 현실에 입각한

판단을 내리고 사고 하는데 장애를 보인다.
  ② 망상-관계망상, 종교 망상, 과대망상
  ③ 환각-환청, 환시, 환후
  ④ 이상하고 괴이한 행동을 보인다.
  ⑤ 정서적 둔화 냉담, 무표정, 무반응, 멍청하게 장시간 서 있다.

(3) 기분장애(정동장애)

  우울 장애. 양극성 장애(Bipolar Disorder).

(4) 불안장애

  특정 공포증. 사회 공포증(대인 공포증), 강박장애, 외상 후 스트레스 장애 범불안 장애

(5) 약물사용 장애

  일방적인 약물사용 장애, 알코올 장애

(6) 성적 장애 및 정체감 장애

  성기능 장애, 변태성욕, 성정체감장애

(7) 성격장애

  편집성 성격장애, 반사회적 장애, 경계선 성격장애, 히스테리성 장애, 강박성장애

(8) 아동기 청소년기 장애

자폐성 장애, 주의력 결핍 및 과잉 행동 장애, 품행장애 , 반항성장애, 학습장애

5. 부작용 행동의 치료

1) 약물치료

약물치료는 정신 약물학에 기초하여 환자들의 증상을 완화하는 치료법으로 정신과적인 문제들을 치료할 때 일반적으로 많이 사용한다.

2) 상담 및 심리치료

(1) 정신분석 치료 : 정신분석 치료에서는 개인의 성격형성이나 정신병리를 결정론적인 입장에서 본다.

(2) 인본주의 치료 : 인본주의 상담의 기본 전제는 단지 내담자의 문제를 해결하는 것 이상 이어야 한다는 것이다.

(3) 합리적 정서적인 치료 : 합리적 정서적인 치료에서는 사람은 합리적 사고를 할 수 있는 잠재력을 가지고 태어났으나 스스로 혹은 타인에 의해 주입된 비합리적인 신념을 비판없이 받아들이는 경향이 있다고 본다.

(4) 현실치료 : W(want:바람탐색), D(dong:행동 탐색), E(evaluaion:자기평가), P(planning :계획하기)

(5) 교류분석 : 교류분석에서는 사고, 감정, 성격의 행동적인 측면을 강조하고 자각을 증대시켜 내담자가 새로운 결정을 수립하고 생활과정들을 바꾸도록 돕는다. 교류분석은 자아상태를 부모(P), 어른(A), 아이(C)의 세 가지로 구분하여 기술하고 있다.

(6) 게슈탈트 심리치료 : 독일의 정신과 의사인 펄스에 의해 시작된 욕구에 대해 통합된 전체를 형성하여 이를 조정하고 해결한다고 본다. 게슈탈트 치료에서는 접촉경계의 혼란이 일어나는 이유를 내사, 투사, 융합, 반전으로 본다.

(7) 인지치료 : 백(beck)에 의해 개발된 치료로 인지, 행동 치료라 불리기도 한다. 인지치료에서는 부적응 행동이나 증상이 개인사고 틀, 즉 생각하는 방식에서 비롯된다고 보는 입장에서 합리적 정서적인 치료의 가정과 서로 통한다.

(8) 행동치료 : 체계적인 둔화감, 자기주장 훈련, 행동 제약법.

(9) 집단 상담 : 집단 상담은 10명 내외적인 인원이 상담자의 지도아래 집단 구성원들 간의 상호작용을 통해 각자의 해결하고자 하는 바를 이루어 나가는 과정이다.

제6장

노인 케어매니지먼트

1절 케어매니지먼트 이해

2절 케어매니지먼트의 원칙과 역할

3절 케어매니지먼트의 과정

제 1 절 케어매니지먼트 이해

1. 케어매니지먼트(Care Management)의 개념

케어(Care or Case) 매니지먼트는 보호관리, 보호조정, 사례조정, 연속적 보호조정, 서비스 통합, 서비스 조정 등의 다양한 용어로 사용되고 있다. 현재 사례관리는 재가중심 영역, 정신보건영역, 직업재활 영역, 노인복지 영역, 아동 및 가정복지 영역등에서 포괄적이고 다양하게 적용되고 있다.

케어매니지먼트란 다양하고 복합적인 욕구를 가진 클라이언트를 대상으로 케어 매니저(Care Manage)r가 클라이언트의 욕구를 충족시키고 사회적 기능을 향상시키기 위하여 클라이언트와 사회자원과의 연결과 조정을 통하여 클라이언트에 대한 보호를 관리하는 과정이다.

2. 케어매니지먼트(Care Management)의 특성

케어매니지먼트의 특성을 열거하면 다음과 같다.
1) 다양하고 복합적인 욕구를 가진 클라이언트를 대상으로 한다.
2) 클라이언트의 문제해결과 치료보다는 욕구충족과 보호에 더 중점을 둔다.

3) 클라이언트의 사회적 기능과 독립을 극대화하기 위해서 보호의 연속성과 책임 성을 보장한다.
4) 서비스의 효과성과 효율성(efficiency)을 높이기 위해 포괄적인 서비스를 제공 하고 서비스의 조정과 점검을 실시한다.
5) 클라이언트와 그들의 사회환경과의 상호작용에 관심을 집중시키며, 다양한 지 원체계의 광범위한 서비스를 활용한다.
6) 출장원조, 안내와 의뢰 등과 같은 적극적인 클라이언트와의 접근을 강조한다.
7) 클라이언트 수준에서 클라이언트 각자의 욕구를 개별화하며, 개입과정에서 클 라이언트의 참여와 자기결정을 촉진시킨다.
8) 서비스에 대한 조정과 협력을 촉진시킨다.
9) 개별적인 실천기술과 지역사회 실천기술을 통합한 형태이다.

3. 케어매니지먼트의 목적

케어매니지먼트의 목적은 대개 클라이언트의 다양하고 복합적인 욕구를 충족시키고 사회적 기능과 독립을 극대화하려는 노력과 관련되어 있다. 이러한 측면에서 Care Management의 목적은 다음과 같다.

1) 개인이 회복과 재발의 순환으로 지역사회와 시설 사이에서 이동하는 것과 같이, 어떤 일정한 장소나 기간 내에서 계속적으로 서비스를 제공하는 보호의연속성을 보장하는 것이다.

2) 일정기간 동안, 필요하다면 개인의 일생을 통하여 개인의 욕구가 변화할 때, 서비스가 개인의 욕구의 모든 영역에 제공되도록 보장하는 것이다.

3) 적격성(eligibility) 기준, 규정, 정책, 절차 등과 관련된 서비스의 접근에 대한 장애물을 극복하고 개인이 필요한 서비스에 쉽게 접근할 수 있도록 원조하는 것이다.

4) 서비스가 클라이언트의 욕구에 적합하고, 적시에 적절한 방식으로 제공되며, 부적절하게 중복되지 않도록 보장하는 것이다.

(1) 보호의 연속성
(2) 비용효과성
(3) 접근성과 책임성의 증진
(4) 일차집단의 보호능력의 향상
(5) 클라이언트의 사회적 기능의 향상

4. 케어매니지먼트의 철학

1) 인간존중

최근 사회적 기능상의 심각한 문제를 지니고 있는 노인, 장애인, 아동 등이 가족과 지역사회로부터 소외되고 무시당하는 경향이 있으며, 여러 가지 기능상의 문제나 심신의 손상으로 인하여 정상적인 인간다운 삶을 영위하지 못하거나 일상생활에서 불이익을 당하는 경우가 많다. 특히 이들은 대부분

상대적으로 사회경제적 지위가 낮고 능력이 부족하기 때문에, 인간으로서의 기본적인 권리가 무시되거나 사회적 약자로서 취급되기도 한다.

따라서 Care Management 실천에서는 이러한 클라이언트들이 인간으로서의 존엄성과 권리를 가지고 사회의 한 구성원으로서 가족 및 지역사회와 밀접한 상호작용을 하면서 그들의 복합적인 욕구를 충족시키고 인간다운 삶을 영위할 수 있도록 해야 한다.

2) 정상화(nomalization)

정상화란 무능력한 사람들이 인간으로서의 평등에 관한 신념을 바탕으로 가치 있는 일상적인 생활을 영위할 수 있는 권리를 갖는 원리이며, 일상적인 생활의 유형과 조건을 사회의 주류의 규범과 양식에 가능한 한 밀접하고 이용가능하도 록 정비하는 것이다. 여기에서 일상적인 생활이란 정상적인 생활의 리듬, 통상적인 규모의 생활단위, 적절한 사생활, 다른 사람과의 사회적·정서적·성적인 관 계에 대한 정상적인 접근, 정상적인 성장경험, 적절한 급여가 제공되는 일의 가능성, 개인의 미래에 영향을 미치는 결정에서의 선택과 참여 등을 포함하는 것 이다.

이러한 정상화는 사회복지의 방향이 시설복지에서 지역사회복지로 이행되는 대인서비스에서의 탈시설화, 일상생활의 기회제공, 사회적 역할의 안정화, 인간 존중, 자기결정의 권리, 능력부여(empowerment)등과 밀접한 관계를 가지고 있다.

따라서 Care Management 실천에서는 사회적 기능상의 심각한 문제를 가진 클라이언트들이 보통의 생활환경 속에서 정상적인 생활을 영위할 수 있도록 정신적 · 물리적 · 교육적 · 사회적 환경을 조성하고, 사회의 구성원으로서의 그들의권리와 가치가 존중되도록 해야 한다.

3) 통합화(integration)

통합화는 본래 사회적 무능력자들을 보통사람들과 분리시키거나 그들을 집단화시키지 않고 사회전체의 주류에 최대한 합류시키는 것을 말한다. 이것은 Care Management 와 관련하여 두 가지의 차원으로 분류할 수 있다.

첫째, 사회적 통합으로서 사회적 기능상의 심각한 문제를 가진 클라이언트들 이 가족과 지역사회의 정상적인 사람들과 접촉하고 상호작용을 하는 것이다.

둘째, 서비스의 통합으로서 클라이언트의 다양하고 복합적인 욕구를 충족시키기 위해 공식 지원체계와 비공식 지원체계의 서비스를 동원하여 통합하는 것이다.

따라서 Care Management는 클라이언트를 사회의 구성원들과 통합하여 효과적인 상호작용을 촉진하고, 사회자원과의 연결과 서비스의 통합을 통하여 클라 이언트의 욕구를 충족시키고 그들의 사회적 기능을 향상시킬 수 있도록 해야 한 다.

5. 케어매니지먼트의 등장

케어 메니지먼트는 최근의 사회경제적 배경과 대인서비스 전달의 구조와 방법의 변화와 영향을 미치는 여러 가지 요인으로 인하여 대인서비스 전달의 새로운 기법의 필요성이 제기됨에 따라 등장하게 되었다.

1) 탈시설화(deinstitutionalization)의 영향

1960년대 초 미국에서 탈시설화 정책이 펼쳐져 클라이언트들이 지역사회에서 생활하게 되자 지역사회 전체에 분산되어 있는 서비스를 통합적으로 모아 확실하게 전해 주어야 하는 새로운 형태의 서비스 관리체계가 요구되었다. 각 기관들마다 기관이 갖고 있는 자원도 다를 뿐 아니라 자원을 제공받을 수 있는 수혜자원 요건도 다르기 때문에 이를 총 관리하는 전문직의 필요성이 대두되었다. 이에 사례관리의 개념이 소개되고 체계가 형성되었으며 체계의 핵심요원인 사례관리자는 다양한 기관들 각각의 경계를 넘어 다니며 각 기관의 다양한 서비스들이 통합적으로 제공될 수 있도록 하는 역할을 하게 되었다.

2) 욕구의 복합성 인식

사회적 기능에 있어 심각한 문제나 장애를 가진 사람들의 욕구는 어느 한면 또는 하나의 차원에만 국한되는 것이 아니라 복합적인 문제를 갖게 된다는 것을 인식하기 시작하면서 다원적인 문제를 해결하기 위한 접근방법으로서 사례관리가 등장하게 되었다. 기존의 단편적으로 흩어져 있는 서비스들을 통합하기 위해 사례관리의 필요성이 대두되었다.

3) 기존 서비스의 단편성

서비스대상자들의 욕구가 점점 복합적인 욕구로 인식되어 가고 있음에도 불구하고 대인서비스체계는 연령집단별 혹은 기능영역별 혹은 문제영역별로 조직되어 있어 통합된 포괄적인 서비스를 제공해 주지 못하는 한계를 지니고 있다. 따라서 대상자들이 역시 적합한 서비스를 제공받지 못하고 1-2개의 서비스를 받는 것에 만족할 수밖에 없는 상황 이었다. 그러므로 클라이언트들을 위한 서비스가 단편화 되는 것을 방지하기 위해 서비스 제공자의 수준에서 통합하는 사례관리가 등장하게 되었다.

4) 비공식적 사회자원의 중요성 인식의 증가

클라이언트들에게는 정부차원에서 제공해 주는 공식적인 도움도 중요하지만 가족이나 친구 등으로부터 받는 비공식적 도움과 지지 역시 매우 중요하다. 따라서 이 비공식적 지원체계를 정립하여 공식적 서비스 체계와 통합하고 조정하는 기능이 요구되었으며 이를 담당하기 위해 사례관리가 등장하게 되었다.

5) 대인 복지서비스 비용효과에 대한 인식의 증가

요구의 복합성에 따른 서비스 제공에 있어 클라이언트 자체에게만 맡겨 놓을 경우 단편적인 서비스를 찾아다니다 보면 정작 필요한 서비스를 놓치거나 또는 중복적으로 받거나하는 등 비용의 손실을 가져오기가 쉽다. 따라서 제한된 자원 내에서 서비스 전달의 효과를 최대화되면서 서비스의 비용과 중복을 점검해야 하는 어려운 전문기술의 필요성이 요구되었으며, 사례관리가 보호의 총 계획을 관리하고 비용을 억제하려는 수단으로서 등장하게 되었다.

제 2 절 케어매니지먼트의 원칙과 역할

1. 사례관리의 원칙

1) 각 개인은 서로 다르고 자신만의 장점과 욕구가 있으므로 서비스 계획도 이에 맞추어야 한다.
2) 각 개인의 장점과 욕구는 시간에 따라 변하므로 서비스와 지지가 지속되는 동안 이에 맞춰 유형과 강도가 변해야 한다.
3) 각 환자에게 제공되는 서비스 수준은 개인의 손상의 정도와 맞아야 하며, 환자가 가능한 한 독립적으로 기능하도록 격려되어야 한다.
4) 환자에 대한 사례관리 서비스의 책임은 무한하며, 환자의 요구에 맞추어 평생 동안 지속되어야 함을 원칙으로 한다.

2. 케어 매니저의 역할

사례관리자의 업무는 클라이언트와 함께 클라이언트에게 필요한 원조형태를 구체화하고, 도움을 효과적으로 활용하는데 있어서의 장애물을 확인하고 극복하며, 그러한 장애물들을 극복하도록 직접적인 서비스를 제공하고, 클라이언트를 잠재적인 원조자와 연결시키고, 문제가 해결될 때까지 이러한 연결이 유지되도록 간접적인 조정 서비스를 제공하는 것이다.

케어 매니저는 케어매니지먼트 과정에서 다양한 역할을 수행한다. 케어매니저는 전형적으로 클라이언트를 확인하고 계약하며, 그들의 욕구를 사정하고, 적절한 서비스와 자원을 발견하며, 서비스를 활용하기 위한 계획을 세우고, 클라이언트와 자원을 연결하며, 서비스를 통합하고 조정하며, 효과적인 서비스 전달을 위해 점검하고, 서비스의 효과성과 효율성을 평가한다. 케어매니저의 역할은 사정자, 계획자, 중개자, 조정자, 점검자, 평가자, 옹호자 등이 있다.

제 3 절
케어매니지먼트 과정

1. 케어매니지먼트와 사회자원

사회자원이란 인간의 사회적 욕구를 충족시키기 위해서 동원되는 시설, 설비, 자금이나 물자 또는 개인이나 집단의 지식과 기능 등을 총칭하는 것이다.

사회자원은 다양한 관점에서 분류할 수 있다. 이것은 자원의 본질, 원천 및 유용성에 따라 ①개인이나 집단의 내적 자원과 외적 자원 ②공식적 자원과 비공식적 자원 ③실제적 자원과 잠재적 자원 ④목적달성을 위해 어느 정도 통제 가능한 자원과 불가능한 자원 등으로 나눌 수 있다.

개인의 내적 자원에는 지식, 정보, 기술, 신뢰성, 건강 등이 있으며, 외적 자원에는 재산, 친구, 직장 등이 있다. 공식적 자원에는 학교, 병원, 사회복지기관 등이 있으며, 비공식적 자원에는 친척, 이웃, 동료 등이 있다. 한편 실제적 자원은 클라이언트의 욕구충족과 기능향상을 위해서 현재 활용하고 있는 자원이며, 잠재적 자원은 현재는 활용하고 있지 않지만 장래에 활용할 가치가 있는 자원이다.

또한 사회자원은 체계론적 관점에서 서비스 공급주체를 중심으로 ①비공식 자원체계 ②공식 자원체계 ③사회 자원체계 등으로 나눌 수 있다. 비공식 자원체계는 정서적 지지, 애정, 충고, 정보제공, 금전대여, 보육, 서비스 안내, 행정업무 대행 등과 같은 서비스를 제공하는 것으로, 가족, 친구, 친척, 이웃, 동료, 자원봉사자 등으로 구성된다. 공식 자원체계는 회원들의 이익을 위해 조직된 공식 협의체나 회원조직으로서 회원들에게 직접 서비스를 제공하거나 다른 사회체계와 교섭하도록 돕는다. 공식 자원체계에는 노동조합, 사회복지사협회, 의사협회, 소비자보호협회 등이 있다. 사회 자원체계는 국민이나 지역주민이 공동으로 활용하는 국가기관이나 민간기관으로, 병원, 학교, 경찰서, 법원, 공공도서관, 시청, 동사무소, 회사, 사회복지관 등이 있다.

사회자원의 종류에 대한 상기의 견해를 바탕으로 그것을 다시 분류해 보면, 사회자원은 ①존재형태에 따른 인적 자원과 물적 자원 ②소재구분에 따른 내적 자원과 외적 자원 ③활용여부에 따른 실제적 자원과 잠재적 자원 ④공급주체에 따른 비공식 자원과 공식 자원 등으로 구분할 수 있다. 그러나 사회자원은 누가 클라이언트를 지원하기 위해서 그러한 자원을 제공하느냐에 관심이 집중되어 있기 때문에 대개 공급주체에 따라 비공식 지원체계와 공식 지원체계로 구분하고 있다.

비공식 지원체계는 체계론적 관점에서 제시한 비공식 자원체계와 동일하며, 공식 지원체계는 그 관점의 공식 자원체계와 사회 자원체계를 합한 것이다.

한편 사회자원을 주요 영역별로 구분해 보면, 그것은 ①가족 ②친척 ③친구·동료 ④이웃 ⑤자원봉사자 ⑥지역의 단체·조직 ⑦법인(사회복지법인, 의료법인) ⑧행정기관 ⑨영리기관(복지기업)등으로 구분할 수 있다.

이러한 사회자원 중 비공식 지원체계는 가족, 이웃, 자원봉사자 등과 같이 상호부조적인 성격을 띠면서 명확하게 제도화되지 않은 형태이며, 클라이언트에게 개별적이면서도 유연성 있게 대처할 수 있지만, 전문성이 부족하고 안정적인 서비스의 제공이 어렵다. 공식 지원체계는 행정기관, 법인, 복지기업 등과 같이 일정한 제도하에 체계적으로 운영되는 시설이나 기관이며, 클라이언트에게 최소한의 서비스를 보장할 수 있고 전문성을 높일 수 있지만, 서비스의 제공이 획일적이어서 개별적인 접근이 어렵고 융통성이 부족하다.

2. 케어매니지먼트의 과정

케어 매니저먼트의 과정은 대개 접수, 사정, 기획, 조정, 점검, 평가의 6단계로 나누어 볼 수 있다.

접수는 케어 매니저먼트의 첫 단계로서 클라이언트가 기관에 스스로 접근하거나 출장원조나 의뢰를 통하여 기관에 접근하여 적격성을 심사하고 등록을 통하여 클라이언트가 되는 단계이다.

사정은 클라이언트의 욕구와 문제, 기능과 잠재력, 비공식적 보호체계와 공식적 보호체계의 원조능력 등에 관한 자료를 수집하고 분석하며 종합하는 단계이다.

기획은 클라이언트에 대한 장단기의 목표를 설정하고 비공식 보호체계와 공식적 보호체계의 통합을 통하여 서비스를 제공하기 위한 보호계획을 수립하는 단계이다.

조정은 클라이언트와 필요한 서비스를 연결하고 서비스에 대한 개입을 통하여 적절하게 서비스를 배열하고 정리하는 단계이다

점검은 서비스 제공자를 포함한 클라이언트의 지원체계들의 서비스의 전달과 이행을 추적하고 감독하며, 재사정을 실시하는 단계이다.

평가는 클라이언트에게 제공된 서비스의 효과성, 서비스 계획, 서비스 활동, 서비스체계 등을 종합적으로 평가하며, 필요할 경우에 케어매니지먼트 과정을 종결하는 단계이다.

3. 사례관리의 단계별 기능

사례관리자는 사정, 계획, 개입, 점검, 평가라는 각기 다른 단계의 기능들을 수행하며 만일 클라이언트의 욕구가 어떤 단계의 반복을 필요로 하면 그 단계를 반복하기도 한다. 사례관리자는 또한 위기상황이나 주요한 클라이언트의 욕구에 대응 방법으로 사례관리의 기능들 전반을 빠르고 연속적으로 수행하기도 한다.

1) 사정

사정이란 클라이언트의 현재 기능에 대한 광범위하고 구조화된 평가의 과정이다. 이 단계에서 사례관리자는 다음과 같은 것들을 포함하는 포괄적 사정활동에 집중한다.

(1) 클라이언트의 능력과 대인서비스 욕구에 대한 사정
(2) 클라이언트의 사회적 망과 이러한 망 구성원들이 클라이언트의 욕구에 부응하는 능력에 대한 사정
(3) 대인서비스 제공자에 대한 사정과 이러한 제공자들이 클라이언트의 욕구에 부응 하는 능력에 대한 사정

2) 계획

계획은 사정에서 얻어진 자료들을 근거로 하여 포괄적이고 구체적인 서비스 제공방침과 단계 그리고 목표에 대한 개념을 설정하는 단계이다. 이 단계에서 사례관리자는 포괄적 서비스 계획이 사회적 망 구성원과 여러 제공자들의 서비스 및 사회적 자원활동을 통합할 수 있도록 포괄적인 서비스 계획을 발전시키는데 집중한다.

(1) 주요 욕구들에 대한 윤곽화
(2) 서비스 전달과 사회적 지지의 목적 및 목표 안으로 욕구이전
(3) 서비스 전달과 사회적 지원의 역할 및 책임성에 대한 명백화
(4) 시간의 설정
(5) 사례관리자(혹은 팀)가 서비스 계획을 점검하고 평가할 수 있도록 해 주는 서비스 효과성에 대한 지표들의 명백화.

3) 개입

이 단계에서 사례관리자는 클라이언트의 사회적 망, 혹은 대인서비스 제공자의 수행 중 어느 하나를 변화시키기 위해 고안된 개입을 전달하는데 집중한다. 사례관리자는 두 가지 유형의 개입을 이용한다.

(1) 직접적 개입

사례관리자가 클라이언트로 하여금 "클라이언트 자신이 서비스에 접근하고 이용할 수 있는 자기 능력과 기술을 향상하도록 노력하는 가운데 클라이언트와 함께 일할 때" 이루어지는 것이다.

예) 클라이언트에게 자기표현의 기술을 가르치는 것. 클라이언트에게 자기 옹호의 기술을 가르치는 것. 위기의 기간 동안 개입하는 것.

(2) 간접적 개입

"사례관리자가 클라이언트를 대신해서 체계의 수행이나 행동을 변화시키려고 할 때" 이용되는 것이다. (예: 대인서비스 제공자와 클라이언트를 연결하는 것, 서비스들을 중계하는 것, 클라이언트 욕구에 대한 책임이 보장될 수 있도록 클라이언트를 옹호하는 것, 사회적 지원 급부를 증가하는 것.)

4) 점검

이 단계에서 사례관리자는 클라이언트 서비스 계획의 이행과 성취를 점검하는데 집중한다.(예: 클라이언트의 상태, 대인서비스에 대해 계획된 서비스의 전달, 사회적 망 구성원들의 포함)

5) 평가

서비스 계획의 효과성과 이 계획이 클라이언트의 기능화에 미친 영향, 클라이언트와 유사한 상황의 클라이언트에게 미친 영향에 관한 평가를 한다.

4. 임파워먼트와 케어매니지먼트

1) 임파워먼트의 개념

임파워먼트는 사회복지 고유의 개념도 아니며 케어매니지먼트의 고유 개념도 아니다. 이것은 다양한 맥락에서 사용되고 있는 개념이다.

예를 들면 사회복지에서도 당연히 사용되고 있지만 흑인의 임파워먼트라든가, 여성의 임파워먼트 등에서도 주목을 받고 있다. 이와 같이 임파워먼트란 사회적으로 차별을 받고 있거나 약자의 입장에 있는 사람들이 파워(힘이나 권한)를 가지고 다른 사람들과 대등한 입장에서 의견을 주장하거나 자립된 생활을 할 수 있도록 하기 위한 활동이라고 할 수 있다. 이 활동에는 정치적·사회운동적인 성격이 강한 것도 있으며 사회복지에서와 같이 의존상태에 있는 사람을 개별적으로 원조하는 성격도 있다. 어느 활동이든지 임파워먼트는 약한 입장에 있는 사람들이 다른 사람이나 사회에 일방적으로 의존해있는 상태를 해소하여 자립한 사람으로서의 생활이 가능하도록 하는 것이라고 할 수 있다.

사회적으로 약한 입장에 있는 사람들을 대상으로 하는 사회복지는 원래 임파워먼트 지향적인 것이라고 생각할 수 있지만 실제로는 그렇지 못한 경우가 많았다. 즉 사회적으로 약한 입장에 있는 사람을 어떠한 자세로 원조하는가에 따라 사회복지는 클라이언트를 임파워먼트하기도 하며 혹은 클라이언트가 가지고 있는 파워를 빼서 버리거나 심하게 의존적으로 만들어 버리게도 한다. 따라서 지금까지의 사회복지가 약자 보호에 초점을 두고 있었기 때문에 오히려 클라이언트를 의존적으로 만들어 버리지는 않았는가 하는 반성에서 임파워먼트가 나왔다고 생각된다.

2) 케어매니지먼트와 임파워먼트

앞으로의 사회복지 시스템의 방향은 ①클라이언트 자신에 의한 선택 ②자립에 대한 지원 ③삶이 질의 확보·유지 등을 기본이념으로 하여 나아갈 것이다. 어떤 의미에서는 서비스를 이용하는 측 즉, 클라이언트의 책임이 지금보다 커졌다고 할 수 있다. 예를 들면 선택 가능하다는 것에 대해서는 책임을 져야만 한다. 예를 들어 선택을 하기 위해서는 무엇보다도 정보가 필요하다. 이 정보도 스스로 찾아야만 한다.

또한 자립을 요구하게 된다. 이미 가족에 의한 전면적인 케어는 바람직하지 않다고 생각하게 되었다. 즉 신체가 불편해도 적극적으로 재활에 참가하여 가능한 한 자립할 수 있도록 노력할 것을 요구하게 되는 것이다. 신체적으로도, 정신적으로도, 경제적·사회적으로도 자립을 하고 있다면 케어매니지먼트는 물론 어떤 사회적인 원조도 필요 없을 것이다. 그러나 예를 들어 여러 가지 요인으로 신체가 부자유스럽다면 어떻게 될까? 사람에 따라 그 정도의 차이는 있을지라도 대부분의 경우 누군가의 도움이 없이는 자립된 생활을 할 수 없을 것이다. 어떤 형태로든 도움을 필요로 하게 되며, 케어매니지먼트가 필요한 사람도 있을 것이다. 이러한 상태가 되면 자립을 목적으로 한 서비스의 선택이 바람직하기는 하지만 누군가의 도움 없이 혼자서 선택하는데는 많은 어려움이 있을 것이다.

이러한 경우 가능한 자기 선택을 중시하면서 자립된 생활을 촉진하여 삶의 질을 높이기 위해서는 원조자(케어매니저)측이 임파워먼트 지향의 접근을 할 필요가 있을 것이다.

3) 케어매니지먼트에 있어서 임파워먼트의 방법

※ 임파워먼트지향의 케어매니지먼트

케어매니지먼트가 임파워먼트를 지향한다면 우선 케어매니지먼트 시스템 자체를 임파워먼트 지향으로 바꾸어야 한다. 즉 케어 서비스의 제공이 클라이언트를 무력하게 하지 않고 가능한 한 자립한 사람으로서 자신감을 가지고 생활할 수 있도록 원조해야만 한다. 그렇게 하기 위해서는 다음과 같은 점이 중요하다.

① 선택적 서비스를 보편적 서비스를 한다

케어매니지먼트에 의해 제공는 서비스에 스티그마가 포함되어 있거나 또한 「신세를 져서 죄송하다」, 「남들 보기에 미안하다」는 등의 의식을 가지게 해서는 클라이언트의 임파워먼트와 이어질 수 없으며 오히려 클라이언트의 파워를 뺏는 결과가 된다. 이러한 의식은 과거의 복지서비스가 저소득층을 대상으로 한 대책이었던 것도 하나의 원인이 된다. 이러한 의미에서 임파워먼트 지향의 케어매니지먼트를 위해서는 저소득층이나 정해진 사람들만이 이용할 수 있거나 가족대신으로 제공되던 선택적 서비스를 필요로 하는 경우에는 언제든지·어디서든지·누구든지 이용할 수 있는 보편적 서비스로 바꾸어야 한다. 따라서 필요로 하는 경우에는 언제든지 아무 부끄러움 없이 서비스를 이용할 수 있는 케어 시스템을 정비하는 것이 중요하다.

② 서비스 제공자 중심의 시스템을 서비스 이용자 중심의 시스템으로 변경

지금까지의 사회복지 서비스가 서비스 제공자 중심이었으며 이것이 클라이언트의 리드를 충족시키는데 문제가 된다는 인식을 하게 된 것은 최근의 일이다. 예를 들면 사회복지 관련 서비스들이나 사회복지관의 이용시간이 평일의 일정시간으로 정해져있는 것 등을 들 수 있다. 이러한 시스템에서는 클라이언트가 사회복지 서비스를 이용하고 싶으면 서비스 제공자 측에 맞출 수밖에 없으며 또한 사회복지에서도 이것을 당연하게 생각해 왔다.

클라이언트 중심의 시스템에서는 이와 반대로 클라이언트의 리드에 가능한 한 서비스 제공자 측이 맞추는 것이다. 이렇게 함으로서 클라이언트가 자신의 의사로 서비스를 이용할 수가 있으며 이것을 곧 클라이언트의 임파워먼트와 연결된다.

③ 서비스 제공기관을 선택할 수 있도록 한다

현재 제공되는 서비스는 종류나 양적인 면에서 부족하며 일정지역을 중심으로 제공되기 때문에 클라이언트가 자유롭게 선택할 수 없는 실정이다. 클라이언트가 자유롭게 선택할 수 있도록 서비스의 종류나 양적인 면에서 확충함으로서 질적인 면과도 연결이 되며 나아가 임파워먼트와도 연결된다고 할 수 있다.

④ 충분한 서비스 정보를 제공한다

임파워먼트의 기반이라고 할 수 있는 클라이언트 자신에 의한 서비스의 선택을 가능하게 하기 위해서는 클라이언트 스스로가 이용할 수 있는 서비스에 대해서 충분히 알고 있어야 한다. 그러나 현재 서비스 제공 기관이나 서비스의 이용방법이 다양하기 때문에 서비스 제공자(케어매니저)측에서 충분한 정보를 클라이언트에게 제공하는 것이 중요하다.

제 7 장

치매 케어관리

1절 치매의 의학적 이해

2절 치매의 치료 및 예방

3절 치매의 가족의 환자 돌보기

제1절 치매의 의학적 이해

1. 치매의 정의

치매(dementia)란 '노망'이라 흔히 말하며 건망증과 지능의 저하로 일상생활을 영위하지 못하는 상태를 말한다. 노년층이 되어서 사리판단을 못하면 사람들은 질병으로 생각하기보다 그것을 나이를 먹게 되면 자연적·필연적으로 발생되는 피할 수 없는 현상으로 생각해 왔다. 특히 우리나라는 치매를 정신상태의 변형으로 취급하고 질병의 개념보다는 노화의 일부로 생각해 왔다. 그러나 오늘날 현대 사회에서는 주거환경이 수용적이지 못하고 개인주의 및 핵가족주의의 영향과 더불어 치매는 단지 나이가 들어 발생하는 생리적인 현상이 아니라 만성적으로 진행·악화되는 질환으로써 "질병"의 개념으로 받아들이려는 태도로 변화되고 있다. 세계보건기구(WHO)의 국제질병분류에서는 '치매란 보통 뇌의 만성 또는 진행성 질환에서 생긴 증후군이며 이로 인해 기억력, 사고력, 지남력(orientation), 이해, 계산력, 학습능력, 언어 및 판단력을 포함한 고도의 대뇌피질기능의 다발성 장애이다.'라고 정의하고 있다.

미국의 정신장애의 진단 및 통계편람 제4판(DSM-IV)의 치매에 대한 정의는 '사회적 및 직업적 생활을 할 수 없는 정도의 기억력 장애, 인지기능 및 지적 능력의 감소와 실어증, 실행증 혹은 수행기능의 장애 중 어느 한 가지 이상의 장애가 있으며, 중독증이나 섬망에 해당되지 않는 명료한 의식이 있어야 한다.' 고 기준을 정하였다.

　치매는 일단 정상적으로 성숙한 뇌가 후천적 외상이나 질병 등의 외적인 요인에 의해서 기질적으로 손상 또는 파괴되어 전반적으로 지능, 학습, 언어 등의 인지기능과 고도정신기능이 감퇴하는 복합적인 임상증후군을 일괄하여 지칭하는 것이다. 또한 치매는 사회생활이나 일상생활의 일정한 수준을 유지하기가 곤란하며 노화와 관련된 정상적인 건망증과는 달리 인지기능의 전체가 영향을 받으므로 성격의 변화와 감정조절 및 행동조절능력의 장애도 함께 발생하게 된다. 따라서 가족들의 관심 속에서 케어가 이루어져야 하고 그에 따른 케어이론과 실제적인 케어기술 습득이 요구된다.

2. 치매의 원인과 종류

　치매의 원인이 되는 질환은 다양하다. 치매는 내과, 신경과 및 정신과 질환 등 70~80가지 이상의 원인에 의해 야기되는 대표적인 질환으로서 원인은 치매의 분류에 따라 차이점이 있으나 일반적 원인과 종류를 살펴보면 다음의 표와 같다.

종류	질 환
퇴행성장애	알츠하이머병, 전두엽성치매, 파킨스병, 헌팅톤병
뇌혈관장애	다발성뇌경색, 빈스반거병, 피질성미세경색
대사성장애	저산소증, 저혈당, 간성뇌병증, 갑상선기능저하증, 윌슨씨병, 요독증
감염성장애	크루츠펠트-제이야콥병, 후천성면역결핍증, 바이러스성뇌염, 신경매독
중독성장애	알콜중독, 중금속중독, 일산화탄소중독, 약물중독
결핍성장애	Thimine결핍(베르니케-코르샤코프증후군)비타민결핍증, 염산결핍증 등

치매의 원인을 세 가지로 분류해 보면

(1) 유전적 영향이다.

　40%의 환자가 알츠하이머형 치매의 가족력이 있다. 일란성쌍둥이가 이란성 쌍둥이보다 발병률이 높다. 상염색체 우성의 유전양식을 가진다.

(2) 신경해부학적 소견이다.

　전반적인 뇌의 위축, 뇌실의 확장, 신경세포수의 감소, 노인성 플라크가 특징적 소견이다. 신경섬유성 얽힘다. 다운증후군에서도 나타난다. 신경세포의 과립 공포성 퇴화가 일어난다.

(3) 신경전달물질의 이상증후이다.

　아세틸콜린활성의 이상저하, 노르에피네프린의 활성저하, 그 외 신경전달물질의 이상이 나타난다.

1) 알츠하이머병(Alzheimer's disease)

알츠하이머병은 인간의 뇌에 존재하는 판단, 기억, 언어기능을 지배하는 부분이 손상된 병으로 치매를 일으키는 많은 질환들 중에 가장 흔한 것이다. 독일인 의사인 알로이스 알쯔하이머(Alois Alzheimer)의 이름을 따서 붙여 명명된 것으로 1906년 알쯔하이머 박사는 당시로는 매우 희귀한 뇌신경질환으로 사망한 여자의 뇌조직의 병리학적 변화를 관찰하고 이 병의 특징적인 병리 소견들을 발견하였다.

알츠하이머병의 첫 번째 증상은 아주 가벼운 건망증이다. 그 이후에 병이 진행하면서 언어 구사력, 이해력, 읽고 쓰기 능력 등의 장애를 가지고 오게 되고 결국 환자들은 불안해하기도 하고, 매우 공격적이 될 수도 있고, 집을 나와 길을 잃고 거리를 방황할 수도 있다. 전체 치매의 50% 정도를 차지하며 고령층에서 발견이 높은데 원인은 대뇌 피질의 위축과 피질구의 확장, 뇌실의 확장이 나타나며 현미경상 신경원의 소실과 섬유층, 노인성 반점 및 아밀로이드성 혈관증이 나타난다. 즉 단백질, 대사의 이상이 나타나 병적으로 과다축적이 발생한다. 현재로서는 정확한 원인을 모르며 치유할 수 있는 특별한 방법도 없는 실정이다.

2) 혈관성 치매(Vascular dementia)

치매의 원인들 중에서 두 번째로 흔한 것은 혈관성 치매이다. 혈관성 치매에도 그 원인에 따라 여러 가지로 분류할 수 있다. 뇌를 공급하는 뇌혈관들이 막히거나 좁아진 것이 원인이 되어 나타나거나, 반복되는 뇌졸중에 의해서도 나타날 수 있다. 뇌 안으로 흐르는 혈액의 양이 줄거나 막혀 발생하게 된다.

증상은 인지능력이나 정신능력이 조금 나빠졌다가 그 수준을 유지하고 또 갑자기 조금 나빠졌다가 유지되고 하는 식의 단계적 악화의 양상을 보인다. 팔, 다리 등의 마비가 오거나 언어장애나 구음장애 또는 시야장애 등도 흔하게 나타난다. 일단 발생하면 완치될 수 없으나, 초기에 진단을 받고 적절한 치료를 받으면 더 이상의 악화는 막을 수 있다. 혈관성 치매는 치매의 20~30%을 차지하며 기존에 고혈압, 당뇨, 동맥경화, 심장질환, 고지혈증 등 뇌졸중의 위험 인자를 지닌 환자들에게 있어서 적절한 치료를 하지 않고 지내는 경우 뇌혈관질환(뇌졸중) 또는 뇌혈관 치매현상이 나타나기 쉽다.

3) 루이 소체 치매(Diffuse Lewy body dementia)

세 번째로 흔한 치매의 원인 질환으로 루이 소체(Lewy body)질환 또는 미만성 루이 소체 치매(DLB)라고 부른다. 루이 소체는 망가져 가는 신경세포 안에서 발견되는 단백질 덩어리로서 파킨슨병 환자의 주요 병변 부위인 뇌간의 흑질 부위에서 잘 관찰된다. 이런 루이 소체가 대뇌 전체에 걸쳐서 광범위하게 발견될 때에는 알츠하이머병의 증상과 매우 유사한 치매 증상을 보이지만 루이 소체 치매와 알츠하이머병 사이에는 차이점이 있다. 루이 소체 치매는 인지능력 장애의 심한 변화를 보이면서 간혹 의식장애도 나타나고 환각을 경험하기도 하고, 그로 인해 환자들은 환각으로 보이는 것이 실제인지 또는 환각인지 구별하기 어렵게 된다.

루이 소체 치매의 초기 증상들은 시간이 지나감에 따라 심해졌다가 좋아졌다 하는 증상의 변동 추이를 보이지만 결국은 매우 심해지고 심해진 증상이 계속되게 된다. 뇌에서는 파킨슨병에 걸린 환자들에게서 보이는 루이 소체가 관찰되는데 뇌간 뿐만 아니라 대뇌 피질에서도 관찰되고 앞에서 말한 노인성 반(Senile plaque) 주위를 따라 관찰되기도 한다. 루이 소체 치매는 알쯔하이머형 치매와 같이 질병 자체의 치료는 현재까지 불가능하다.

4) 파킨슨병(Parkinson's disease)

진행성·퇴행성 뇌 질환의 하나인 파킨슨병의 환자들 중 30~40% 정도는 파킨슨병의 말기에 치매의 증상을 나타내게 된다. 파킨슨병은 몸과 팔, 다리가 굳고 동작의 어둔함, 주로 가만히 있을 때 손이 떨리는 안정시 진전, 말이 어눌해지고, 보폭이 줄고, 걸음걸이가 늦어지는 등의 증상을 보이게 된다. 또 반대로 알츠하이머병 환자의 일부는 병이 진행하면서 파킨슨병의 증상을 보일 수도 있다.

5) 헌팅톤병(Huntington's disease)

헌팅톤병은 뇌의 특정 부위의 신경 세포들을 선택적으로 파괴되어 가는 진행성 퇴행성 뇌 질환의 한 가지로 사람의 몸과 마음을 모두 침범하여 증상을 나타내는 질환이다. 병이 진행함에 따라서 인격과 지적능력이 점차 떨어지고 기억력, 언어능력, 판단력 등도 점차 감소하게 된다. 치매는 이 병의 말기에 나타나며 원인이 되는 유전자가 이미 밝혀져 유전적 질환으로 알려져 있다.

6) 크루츠펠트-제이야콥병(Creutzfeldt-Jakob disease)

젊은 층과 중년층에서 치매가 발생하게 된다. 매우 드문 질환이나 치명적인 뇌 질환으로 프라이온(prion)단백질이라 불리는 물질에 의하여 발생하는 것으로 생각되고 있다. 초기 증상으로는 기억력 장애가 있을 수 있으며 시야장애나 행동장애가 나타나게 된다. 이후 의식장애와 불수의적 운동을 보인다. 예를 들면, 근육의 간대성 근경련 또는 팔, 다리에 허약감, 또는 앞이 잘 안 보이는 등의 시각 증상으로 시작해서 매우 빠르게 진행하여 결국은 혼수상태에 이르게 된다.

7) 픽병(Pick's disease)

픽병은 행동장애, 인격장애 그리고 결국은 기억장애가 나타남을 특징으로 하는 비교적 드문 뇌 질환이다. 이 병은 계속적으로 증상이 심해져 결국은 언어장애와 이상행동증 그리고 치매를 유발하게 된다. 이 병은 매우 이상한 행동양식을 보이기 때문에 종종 정신과의사에 의해서 발견되기도 한다. 알츠하이머병과 같이 부검에 의해서만 확진할 수 있다.

8) 치매의 다른 원인과 유사한 양상을 보일 수 있는 질환들

치매증상을 유발하거나 치매와 비슷한 임상소견을 보이는 질환들 중에서 완치가 가능한 질환들도 많다. 이런 질환들 가운데는 뇌종양, 두부 손상, 대사성 뇌 질환, 갑상선 질환, 영양결핍증 등이 있다. 만성 알코올 중독을 포함한 독성 물질에 의한 뇌기능장애 또는 다른 이유로 사용하는 약물에 의해서도 혼돈상태가 유발될 수 있고 인지장애나 치매증상도 나타날 수 있다.

정상압 뇌수두증은 흔하지 않은 질환으로 뇌 안을 흐르고 있는 뇌척수액의 흐름이 막힘으로써 뇌실 안에 뇌척수액이 점차 많이 고여 발생한다. 이 병의 증상으로는 치매, 소변장애, 보행장애 등이 포함되고 있다. 이 질환은 뇌막염이나 뇌염, 두부손상 등의 후유증으로 발생할 수도 있다.

우울증은 노인 연령층에서 많이 나타나며 치매와 비슷한 증상을 보일 수가 있다. 증상으로는 슬픈 기분, 사고장애, 집중력 부족, 절망감, 활동성 저하 등 우울증이 심해지면 어느 한 곳에 집중이 안 되고 한 가지 일을 계속 할 수 없게 된다. 치매와 우울증이 같이 나타나게 되면(치매 환자의 약 40%에서 우울증이 관찰된다.) 지적능력의 장애가 더욱 심하게 나타나게 된다. 우울증은 그 자체 또는 치매와 병행되어 나타날 때도 모두 치료 가능하다. 따라서 치매의 초기에도 우울증이 있는가를 판가름하는 것이 매우 중요하다.

섬망(delirium)은 일시적이고 매우 갑작스럽게 나타나는 정신상태의 혼동을 말한다. 이러한 섬망은 폐질환이나 심장질환 또는 장기간의 간염상태, 영양부족, 장기간의 약물 복용 및 호르몬 장애 등을 겪고 있는 노인들에게서 흔하게 나타나는 일시적인 현상이다. 이러한 섬망은 세균성 뇌막염과 같은 아주 심각한 신경과적 질환이 숨어 있을 가능성이 있기 때문에 진단 및 응급 치료는 매우 중요하다. 섬망은 가끔 치매의 증상과 혼동되기도 하지만 갑작스러운 인지능력의 장애를 보이거나 지남력 상실 또는 의식 소실 등의 증상을 보이는 경우에는 치매보다는 섬망일 가능성이 높다. 그러나 건망증 진단은 어떤 특정한 사물이나 특정한 시기에 발생한 일 또는 스스로 경험한 사실에·대하여 선택적으로 잊어버리는 경우 등을 말하며 지남력과 판단력은 그대로 보존되므로 치매와는 구분되고 있다.

3. 치매의 증상

1) 기억력의 장애(Amnestic Disorder)

의식이 맑은 상태에서 일상생활의 장애를 일으킬만한 기억력과 사고력의 감퇴가 있으며, 이것이 적어도 6개월 이상 지속될 경우 치매를 의심해야 한다. 특히 새로운 기억력이 나빠지고 과거의 일이나 집 주소 등은 알고 있으나 새로운 집 주소, 전화번호 등은 알지 못한다. 그러나 치매는 건망증과는 구별이 되어야 한다. 구별 점은 약간의 힌트만 주어도 생각나는 것이 건망중이라면 치매의 기억상실은 생각나지 않는다는 것이다. 특히 치매의 초기증상으로는 기억력의 상실이 나타난다.

2) 지남력의 장애

지남력(orientation)이란 시간, 장소, 사람 등을 인식하는 능력을 말하며 치매가 진행되면서 이중 먼저 손상되는 기능은 시간에 대한 인식이고 증상이 악화된 경우에는 가까운 사람도 못 알아보고 사람에 대한 인식도 없어진다. 지남력의 장애는 치매노인의 경우 기능을 유지하다가 갑자기 나빠져 집을 잊어버리게 되거나, 집에서 외출시에는 기능이 있다가 갑자기 모든 생각이 나지 않고 지남력을 상실하게 된다. 따라서 시간에 대한 인지기능이 저하된 환자에게서 언제든지 집을 찾지 못할 경우가 있음을 알아두어야 한다.

3) 인격의 변화

알츠하이머형 치매의 경우 다양한 인격변화가 오며 연령이 증가되면서 뇌위축이라는 해부학적 변화가 오면 성격의 폭이 좁아진다. 치매환자의 경우 뇌의 손상부위가 더욱 두드러져 원래의 성격 양상이 더욱 나타난다. 또는 성격의 변화를 가져와 얌전한 사람이 난폭하거나 수치심이 없어지고 자녀들 앞에서 폭언이나 옷을 벗는 등의 과거에 하지 않던 행동이 나타난다.

4) 언어장애

자신도 모르게 엉뚱한 답변이 나오거나 단어가 생각이 안나 침묵을 지킨다. 언어장애는 알츠하이머형 치매의 경우 가장 많으며 뇌에서 전기 줄이 혼선된 것처럼 자신의 의도한 답의 단어가 생각나지 않거나 엉뚱한 단어가 생각나 답변을 함으로서 이상한 헛소리를 한다고 주변에서 인식하게 된다. 또한 상대방의 말을 이해하지 못하나 과거의 자신의 능력을 과시하려고 방향이 빗나간 즉각적인 대답을 하고 그것이 옳다고 믿는다. 또한 미세한 운동력 상실로 발음이 불분명하게 된다.

5) 정신행동장애

치매환자는 주변을 잘못 지각하는 경우가 많아 상대방의 언성이 높아도 자신을 공격하는 것으로 생각하고, 자신의 의견과 달라도 공격으로 판단하여 의심증이 생긴다. 의심증은 망상으로 발전하여 자신의 돈이나 물건 등을 도둑맞았다고 여기는 기억력 장애와도 밀접한 연관이 있다. 이때는 환각증상이 나타나는데 특히 환시가 두드러지고 불면 등이 심하게 나타나며 정신병적 증상은 심하다.

6) 수행능력 장애

수행능력 장애는 지각 및 운동기관이 정상임에도 불구하고 어떤 목적이나 목표를 향한 행동을 수행하지 못하는 것을 말하며 착·탈의, 식사하기, 목욕하기, 용변보기 등 기본적인 일상생활의 장애를 가져온다.

4. 치매의 진단

치매 진단의 일차적인 요건은 일상생활에서 개인 활동이 장애가 되며 기억력 및 사고가 손상된 증거가 있어야 한다. 증상의 자세한 관찰이 제일 중요하다. 증상은 조용히 아무도 모르게 진행되므로 관찰은 아주 세밀히, 가까운 가족을 교육시켜서 관찰하는 것이 효과적이다. 치매의 진단은 환자의 상태를 관찰하는 일로부터 기본적인 신체검사, 인지기능 검사, 뇌영상검사, 신경조직 병리검사 등 다양한 방법이 있다. 최근 뇌영상술의 발전으로 치매진단이 정확하여 지고 있으나 무엇보다 중요한 것은 환자나 부양자로부터 듣는 치매증상과 문제행동에 관한 병력청취이다. 그리고 일단 치매가 의심될 때에는 다른 종류의 질병과 감별하는 진단이 필요하고, 만일 치매라고 판명되면 그 원인이 무엇인가 하는 원인진단과 아울러 치료가 가능한지 가역적 치매여부를 밝혀야 할 것이다.

노인성 치매의 여부를 확인하기 위한 신경인지기능 검사(기억, 지능, 집중력 등)와 뇌영상 검사(뇌 CT, MRI, SPECT, PET) 등이 있고, 환자가 죽은 후 신경조직 병리검사(노인반, 신경섬유 엉킴 등)를 실시하는 방법이 있다(오병훈외, 1997). 치매를 진단하는 방법으로 환자의 언어나 태도의 관찰이 중요하다.

　치매의 증상이나 문제행동은 오랜 기간 동안 서서히 나타나기 때문에 초기에는 가족들이 모르고 지내는 경우가 많다. 노인성 치매는 보통 수년에 걸쳐서 인지장애와 신경정신과적 증상을 나타내는 것이 특징이다. 인지장애 증상으로는 기억, 언어, 지남력, 인격 등의 장애가 특징이고 신경정신과적 증상은 기운이 없어 보이고, 생활의욕이 약해지며, 외부 일에 관심이 없는 우울증과 같은 증상을 보이고 나중에는 화를 잘 내고, 충동적이며, 피해망상과 환각증상을 보이기도 한다. 치매노인의 문제행동을 구체적으로 살펴보면 다음과 같다.

1) 기억상실과 관련된 행동

　치매노인은 기억상실에서 오는 다른 사람과의 약속이나 이름, 장소 또는 물건을 어디에 두었는지 기억하지 못하는 경우가 많다. 치매초기에는 자신의 기억력 상실을 감추기 위한 행동(억지나 고집을 피우고 화를 내는 행위)이나 다른 사람을 의심하고 돈이나 물건을 훔쳤다고 죄명을 씌우는 행동 등이 나타난다. 중기에서 말기에 가까우면 가족들의 이름도 기억 못하고 불과 10분전에 식사를 하고도 밥을 가져오라고 소리 지르는 행동까지 나타난다.

2) 수면장애와 관련된 행동

　치매노인은 지남력 장애로 시공간 파악능력이 감퇴하여 밤중에 일어나 집안 여기저기를 돌아다니며 급기야 밖으로 나가 배회하는 문제행동이 생긴다. 이런 행동은 환자가 배회 중에 사고를 당할 우려가 있고, 또한 가족들의 수면을 방해하여 고통스럽게 하는 경우가 많다.

3) 부적절한 성적 행동

치매노인은 아무 데서나 옷을 벗거나, 옷을 입지 않고 집안이나 길거리를 배회하는 경우도 있으며 때로는 뇌경색이나 뇌종양과 같은 뇌의 손상에 의하여 성적 욕구가 증가되어 자위행위나 이성의 신체접촉을 시도하는 부적절한 성적 행동을 하게 되는 경우도 있다

4) 판단력 장애와 방황하는 행동

대부분의 치매환자는 기억력, 판단력의 장애로 오랫동안 살아온 거리에서도 길을 찾지 못해 방황하는 경우도 있고, 때로는 아무 목표나 이유 없이 방황행동을 보이기도 한다. 환자가 길을 잃고 교통이 번잡한 거리를 방황하거나 위험한 지역에 들어가 돌아다니면 신변보호가 어렵다. 환자자신은 혼동된 상태이고 집이나 연락처를 기억하지 못하므로 낯선 환경에 처하면 당황하여 위험스런 행동을 할 수도 있다.

5) 인격장애와 공격행동

치매노인은 가족들이 잘해주는데도 불만을 터뜨리며 화를 내기도 하고, 때로는 남이 듣기에 민망할 정도로 부양자나 가족들에게 욕설을 퍼붓고 심지어 신체적인 공격까지(뺨을 때리거나 밀치는 행동) 보이는 경우가 있다.

(1) 치매 진단방법

① 면담에 의한 검사를 시행한다
  기억력 및 지남력, 계산능력을 조사한다.

② 신체검사를 실시한다.
  · 기본 검사 : 신체의 다른 질환이 있는지 유무와 기본적인 혈액 검사, 생화학 검사, 소변 검사 및 흉부 방사선 검사, 심전도 검사 등은 반드시 해 봐야 한다.
  · 뇌 영상화 검사 : 전산화 촬영이나 핵자기 공명검사, 뇌파검사를 시행하여 뇌의 기능 및 혈관 흐름을 검사한다.
  · 지능검사 및 심리검사 : 현재의 지능을 측정하고 우울증이나 다른 심리적 질환이 있는지를 검사한다.
  · 뇌척수액 검사: 감염성 질환이나 비특이적 소견을 보이는 질환을 확인하는데 필요하며 모든 치매환자에게 뇌척수액 검사를 시행할 필요는 없다.
  · 기타 검사 : 비타민 결핍이나 중금속 중독 등을 알아보는 검사나 뇌혈관 촬영이 필요한 경우 가끔 있으며, 드물지만 진단이 아주 어려울 경우에 뇌조직 생검이 고려되는 경우도 있다.

(2) 진단할 때 중요 포인트

① 건망증에 대한 진단
  끝끝내 생각이 나지 않고 기억이 중간 중간 끊기는 현상이 있으며 가스 소

화와 같이 위험하고 중요한 일도 생각이 나지 않는다.

② 계산에 대한 진단

50-7을 계산하면 잘 안되어 10-5를 시킨 경우에도 반복시 자꾸 틀린다. 과거에 계산을 잘했던 사람도 못하고 오히려 웃음으로 회피하려고 한다.

③ 일반적인 기억력에 대한 진단

집 주소, 전화번호를 잊는다. 일반 상식도 대답을 못한다(예로 대통령 이름, 현재의 계절 등). 집을 못 찾고 일의 마무리를 못한다.

④ 수면에 관한 진단

불면증이 대부분이고 수면을 취해도 낮밤이 바뀐다. 밤에 환각증세가 있으며 이상한 말을 많이 한다.

다음의 경우에는 진찰을 받아보아야 한다.

- 방금 전에 사람과 만난 것을 기억하지 못하여 업무에 지장을 주는 등 최근 사실에 대한 기억상실의 경우
- 식사 여부를 기억하지 못하고, 일상생활의 어려움을 주는 심한 건망증의 경우
- 간단한 단어를 생각해 내지 못하거나 단어 대치능력부족의 언어장애가 나타나는 경우

· 집으로 가는 길을 잃거나 자신이 있는 장소를 모르는 경우, 시간이나 계절을 느끼지 못하는 경우 등 시간과 공간의 방향감각이 상실되는 경우
· 옷의 단추 끼우는 방법, 문의 걸쇠를 거는 방법을 잊어버리는 등 판단력이 감소되는 경우
· 지갑을 냉장고 안에 넣는다든지, 시계를 설탕 통에 넣는 등 물건을 엉뚱한 곳에 놓는 경우
· 기분이나 행동이 상황에 걸맞지 않으면서 이유 없이 눈에 띄게 감정의 변화가 심한 경우
· 성격이나 인격이 갑자기 심하게 변화하고 의심이나 두려움 등이 많아지는 경우
· 대화나 행동이 몹시 산만해지고, 대화내용이나 TV드라마의 내용 등을 전혀 기억하지 못하는 경우
· 평소에 즐겨하던 일을 전혀 하지 않고 일에 대해 매우 수동적이 되며, 행동거지에 몹시 자신 없어하고 주위가 산만해지는 경우

(3) 치매노인의 심리

흔히 치매노인은 아무것도 느끼지 못한다고 생각하기 쉽지만 그것은 잘못된 생각이다. 치매노인에게도 자존심이나 수치심은 남아 있으며 지적인 능력은 쇠퇴하여도 감정은 그대로 있다. 가족이나 보호자들은 치매노인이 어떤 감정을 가지고 일상생활을 하는지 알아서 치매노인의 세계에 동화하여 함께 사는 것을 생각해야겠다. 사람들이 너무 신경을 곤두세우고 야단을 치면 자신감을 잃고 우울해지기 쉽다. 또한 치매노인은 자신이 잘못한 것을 인

정하지 않으려 하고 질문한 것에 대해 엉뚱한 대답을 하거나 안 들리는 척하며 정당화시키려 한다. 치매노인은 판단력이 저하되어 있기 때문에 실수하기 쉽고 심리적으로 혼란스럽기 때문에 쉽게 화를 내거나 잘 운다. 치매노인도 과거 가장으로서 혹은 주부로서 권위적인 존재였기 때문에 일방적으로 거부하거나 고집을 부린다. 마지막으로 치매노인은 자신이 아끼거나 즐겨 쓰던 물건, 장소, 믿을 수 있는 사람에게 의존하는 경향이 강하기 때문에 안정감을 느끼도록 환경을 배려해야 한다.

(4) 건망증과 기억장애와 치매와의 관계

건망증이란 어떤 사실을 잊었더라고 누가 귀띔을 해주면 금방 기억해 내는 현상으로 흔히 정상인에게도 있을 수 있다. 그러나 기억장애는 귀띔을 해주어도 기억하지 못하는 현상으로 건망증보다 심각하게 받아들여야 한다. 기억장애 외에도 방향감각 저하, 판단력저하 등 다른 사고력에도 장애를 보일 때가 있을 때 비로소 치매라고 한다. 단순 기억장애에서 치매로 발전할 수 있으므로 기억장애가 있을 때 반드시 검사를 받아보는 것이 좋다. 기억장애가 수개월을 두고 갈수록 심해지거나 다른 판단력이나 사고력의 저하가 동반되었을 때 특히 더 주의를 기울여야 한다. 기억장애와 치매의 연관성을 말씀드리기 위하여 환자 한 분을 소개한다.

환자는 64세 할머니로 약 10년 전에 고혈압과 당뇨병을 발견하였으나 불규칙적으로 약을 복용해 왔다고 한다. 약 3년 전부터 할머니는 어떤 이야기를 한 다음 그 이야기를 한 사실을 까맣게 잊어 버려 똑같은 이야기를 반복하는 경향을 보이기 시작하였다. 처음에는 이런 일이 드물었으나 갈수록 빈번해져 1년 전부터는 똑같은 말씀을 반복하시는 할머니를 가족들이 피하게 될 정도였다. 비슷한 시기에 할머니는 물건을 어디에 두고서, 두었던 장소를 잊어버려 찾는 일이 많아졌고 돈을 장롱 속에 깊숙이 숨겨놓고 하루 종일 찾는 일이 잦아졌다. 일하는 아주머니가 훔쳐갔다고 주장하여 아주머니를 해고한 적도 있었다. 남을 의심하는 경향 때문에 며느리, 손자와 언쟁을 한 적도 있었고 의심의 폭이 커지면서 "나를 죽이려고 내 밥에 독을 넣었다"라고 주장하기도 하였다. 최근 6개월 동안 외출하였다가 길을 잃어 경찰이 모셔온 적이 두 번 있었고 기억장애가 심하여 주소가 박힌 목걸이를 걸어드렸는데도 불구하고 목걸이가 있는 것을 까맣게 모르고 있었다. 가족들은 노망은 치료가 안 된다고 생각하여 병원을 찾지 않다가 최근 밤에 잠을 자지 않고 남의 방문을 두드리고 같은 질문을 계속 반복할 때 대답을 해주지 않으면 물건을 던지는 등 난폭한 행동을 보이기 시작하여 병원을 찾게 되었다. 단층촬영과 뇌동맥촬영을 한 결과 오른쪽 경동맥이 90%가량 좁아져 있었고 왼쪽도 60%가량 좁아져 있었으며 뇌혈관 세동맥(조그만 가지)이 막힌 결과로서 뇌세포의 손상이 매우 심하였다. 만약 이 할머니가 3년 전, 기억장애를 처음 보이기 시작했을 때 병원을 찾았더라면 그 이후에 나타난 심각한 노망증세를 모두 예방할 수 있었을 것이다. 뇌세포는 일단 손상되면 다시 재생하지 않기 때문에 예방할 수 있는 질병이라도 늦게 발견하면 회복이 되지 않습니다. 따라서 조기 발견하면 회복이 되어질 수 있다. 따라서 조기 발견이 매우 중요하다.

이와 같이 기억장애는 치매의 초기 상태를 말해줄 수 있다. 따라서 기억장애는 나이가 들면 당연히 있는 것으로 무시하지 말고 병원에서 정확한 진찰을 받아 기억장애를 유발할 수 있는 모든 위험요소를 모두 제거하고 예방약을 복용하여 치매를 예방하여야 하겠다.

제2절 치매의 치료 및 예방

1. 일반적 치료

치매노인에 대한 올바른 이해와 증상에 관한 지식의 습득이 가장 중요하고, 다른 신체적 질환의 치료가 최우선시 되어야 하며 안전유지 및 자극을 피하는 태도를 수용하여야 한다.

1) 알츠하이머병

알츠하이머병에 대한 좋은 약들이 많이 개발되어 치료를 초기부터 시작했을 때 증상의 개선 및 병의 진행을 늦출 수 있는 것으로 생각하고 있다. 그러면 간단히 현재 시판되고 있고 흔히 사용되는 약물들을 소개하면 다음과 같다.

(1) 콜린성 약물

알츠하이머병에 걸리면 대뇌의 중요한 신경전달물질인 아세틸콜린이 감소하고, 이로 인해 기억력 감퇴가 온다는 것이 밝혀졌다. 그래서 임상에서는 알츠하이머병 환자들에게 아세틸콜린 분해 효소의 억제제를 투약하여 대뇌에서 아세틸콜린이 덜 분해되어 그 양이 증가하도록 하고 있다. 대표적인 약물이 타크린, 아리셉트, 엑설론이 있습니다. 실제로 이 약물들을 복용하였을 때 복용하지 않은 환자들에 비하여 유의하게 인지 기능의 개선이 있는 것이 보고 되었다. 타크린은 일부의 환자들에서 간독성이 있을 수 있어 복용하며 간기능 검사를 자주 해야 한다.

(2) 여성호르몬

여성 호르몬은 폐경이 된 여성 알츠하이머병 환자들의 치료제로 쓰이고 있다. 여성 호르몬은 인지 기능의 개선 및 병의 진행을 늦추는 효과도 있을 것으로 기대하고 있다. 또 최근 연구에 의하면, 치매가 없는 여성의 경우에도 폐경 후 여성 호르몬 투여를 받으면 투여 받지 않은 여성에 비하여 인지 기능의 향상이 있고, 알츠하이머병에 걸릴 위험이 줄어든다고 한다.

(3) 항산화제

항산화제인 비타민E와 셀레질린(selegiline)이 알츠하이머병의 진행을 늦춘다는 보고가 있다.

(4) 기타

그 외에 은행잎 추출물인 타나민도 알츠하이머병 환자들에서 인지 기능 개선의 효과가 있다는 보고가 있다. 또 니세틸은 알츠하이머병의 진행을 늦출 수 있다는 보고도 있다. 이외에도 여러 다양한 기전의 약물들이 연구되고 있다.

2) 혈관성치매

계속 조금씩 진행하는 알츠하이머병과는 달리 혈관성 치매는 뇌졸중을 예방하면 더 이상의 진행을 막을 수 있다. 이런 의미에서 혈관성 치매를 치료 가능한 치매로 분류하기도 한다. 혈관성치매의 치료는 크게 위험 인자의 조절과 약물투여로 나눌 수 있다.

(1) 위험인자의 조절

여기서 거론하는 위험인자는 뇌졸중을 가져올 수 있는 고혈압, 당뇨, 고지혈증, 흡연, 과음, 심장질환, 등을 의미한다. 담당 의사선생님과 상의하여 생활 개선, 약물 투여 등으로 본인의 상태에 맞게 이러한 위험인자를 잘 조절하는 것이 뇌졸중 예방 및 혈관성치매 악화를 예방하는 첫 번째 방법이다. 또 경우에 따라서는 머리의 큰 혈관들에 동맥경화증이 심한 환자들에서는 혈압을 너무 낮지 않게 적절히 조절함으로써 인지 기능의 개선을 볼 수 있는 경우도 있다.

(2) 약물 투여

허혈성 뇌졸중의 예방을 위해 쓰는 약은 크게 항혈소판제와 항응고제가 있다. 뇌졸중을 예방해야 혈관성치매의 악화를 막을 수 있으므로 혈관성치매에서도 이러한 약들을 많이 사용한다. 항응고제는 항혈소판제에 비하여 효과가 크나 출혈부작용이 더 흔하여 꼭 필요한 경우로 제한하여 사용하고 있다.

(3) 경동맥 수술

경동맥 협착증을 가진 환자들에서 적응증이 되어 경동맥을 넓혀주는 수술을 하면 뇌졸중을 예방할 수 있으므로 혈관성치매의 악화를 막을 수 있다. 또 수술 자체만으로도 충분한 혈류의 공급이 원활히 이루어져 인지 장애의 개선을 볼 수 있다는 보고가 있다.

3) 이상 행동의 조절

앞에서 언급 했듯이 치매 환자들은 기억장애와 같은 인지 장애 뿐 아니라, 우울, 망상, 공격성 등의 행동 상의 문제를 나타내는 경우가 많다. 보호자들의 주된 고통의 원인은 인지 장애가 아니라 이러한 이상 행동들인 경우가 많다. 다행히 이러한 이상행동들은 적절한 약물에 잘 반응하는 경우가 많다. 이상행동의 유형에 따라 항우울제, 항정신성약물 등이 사용된다. 문제가 있을 때는 솔직하게 담당 의사 선생님과 상의하고 필요시에는 약물을 시작하는 것이 좋다. 최근에는 부작용이 적은 약들이 많이 개발되어 큰 부담 없이 약을 복용할 수 있는 경우가 많다. 또 치매 환자들은 소량의 약물에도 좋은 효과를 볼 수 있는 경우도 많다. 아울러 행동치료, 인지치료 및 가족치료와 같은 심리적 치료방법과 대인관계기술훈련, 인지재활훈련과 같은 사회재활훈련을 겸하여 시행한다.

4) 약물외적 치료

알츠하이머병으로 인한 여러 가지 문제행동이나 감각장애 등이 나타날 수 있지만 증상은 각 개인에 따라 여러 가지로 나타난다. 알츠하이머병이 진행되어 감에 따라 보여 지는 행동의 변화는 누구에게나 나타나는 것은 아니지만 미리 예방해 둠으로써 위험을 방지할 수 있다.

(1) 배회의 대응방법
- 노인이 자유롭게 다닐 수 있도록 복도의 장애물을 치워 두도록 한다.
- 마루에는 미끄러지지 않는 왁스를 바르도록 하며 카펫트 모서리는 고정시켜 두도록 한다. 또한 넘어지기 쉬운 슬리퍼나 양말은 신기지 않도록 한다.
- 현관문의 자물쇠는 노인의 눈에 띄지 않는 윗부분이나 밑에 설치하는 것이 좋고, 이중 열쇠를 강구해 보는 것도 좋다. 간호자는 꼭 열쇠를 보관하도록 하며 긴급할 때에 대비하여 가까운 곳에 열쇠를 복사해 두도록 한다.
- 창문은 노인이 함부로 열지 못하도록 하며 좁게 열 수 있도록 강구한다.
- 정원은 울타리를 하고 문에는 자물쇠를 설치한다.
- 문 윗부분에 종을 달아 두어 노인이 문을 열려고 할 때 알 수 있도록 한다.
- 노인이 문을 여는 것을 방지하기 위해서 문에 예쁜 풍경이나 조그만 포스터를 붙여둔다.
- 커튼이나 예쁜 색 테이프로 문을 장식해 본다. 벽색과 같은 벽지를 발라 본다.
- 문에는 "정지", "출입금지" 등 표시를 해 둔다.
- 눈으로 보면 외출하고 싶어지는 구두, 열쇠, 여행가방, 코트, 모자 등은

환자의 눈에 띄지 않는 곳에 두도록 한다.
- 알츠하이머병이라는 것을 알아 볼 수 있도록 팔찌나 브롯지 등을 노인에게 채워주고 "치매입니다"라는 글과 함께 이름, 긴급 연락처 등을 기입해 둔다.
- 신분을 알아볼 수 있도록 의복에 명찰을 꿰매 둔다.
- 개를 이용하여 찾을 수 있게 하기 위해 세탁하지 않는 노인의 의복을 플라스틱통에 보관하도록 한다.
- 주위 사람들에게 노인이 배회하거나 행방불명이 될 위험이 있다는 것을 알려 두도록 한다. 노인이 혼자 있는 모습을 보게 되거나 배회하고 있는 모습을 보았을 때 가족이나 경찰에 의뢰할 수 있도록 알려 두도록 한다.
- 노인이 행방불명이 될 위험이 있으므로 근처의 경찰이나 아는 사람들에게 노인의 이름, 최근에 찍은 사진 등을 주도록 한다.
- 노인의 최근 모습을 가정용 비디오로 촬영해 둔다.
- 한번 배회했던 노인은 절대로 혼자 두어서는 안 된다.

(2) 집안에서 물건을 감추는 경우의 대응
- 위험물이나 약물 등 모든 것은 노인 손에 닿지 않는 곳에 보관하든지 높은 곳에 두도록 한다.
- 오래된 음식물을 냉장고나 찬장에 놓아두지 않도록 한다. 노인이 먹을 것을 찾을 수는 있지만 음식물이 상한 것인지 분간하지 못하고 먹어 버리는 경우가 있다.

- 노인은 자신이 놓아 둔 곳을 잊어버리기도 하고 분실하기도 하며 감추어 둘 가능성이 있으므로 중요한 서류, 보석, 저금통장, 인감 등 귀중품은 다른 곳에 잘 보관하도록 하고 집안을 정리하도록 한다.
- 집에 울타리를 하고 자물쇠로 잠가 놓았을 때에는 우편함은 문 밖에 설치하도록 한다. 노인이 우편물을 감추기도 하고 버리기도 하며 잃어버리기도 한다. 이러한 경우에 간호자는 우편물을 배달하지 말아 달라고 부탁하고 직접 우체국에 찾아가 가져오도록 한다.
- 노인이 자유롭게 지낼 수 있는 장소를 마련해 둔다. 그 방에는 옷을 개어 넣을 수 있는 서랍장이나 작은 수납장 등을 놓아둔다. (왜냐하면 노인이 아무 것도 할 것이 없는 상태에서 사고 나기 쉽기 때문이다.)
- 노인에게 자신의 귀중품을 넣어 둘 수 있는 작은 금고, 보석상자, 식기장, 작은 서랍장 등을 마련해 주도록 한다.
- 사용하지 않는 방은 열쇠로 잠가 두도록 한다.
- 정기적으로 집안을 점검하고 노인이 물건을 잘 감추는 곳을 알아두도록 한다.
- 집안의 모든 쓰레기통은 뚜껑을 덮도록 하며 노인이 쓰레기통을 뒤질 경우가 있으므로 눈에 띄지 않는 곳에 치워 둔다.
- 노인방에 쓰레기통이 있는 경우에는 버리기 전에 항상 그 속에 무엇을 감추거나 버리지 않았는지 확인해 보도록 한다.

(3) 환각 · 착각 · 망상

뇌속에 생긴 복잡한 변화로 노인은 현실적으로 아무 것도 없는데 보이거나 드리는 경우가 있다.

"환각"이라는 것은 뇌의 기질적 병변으로 생기는 것이므로 현실적으로는 없는 것이 보이기도 하고 들리기도 하며 느껴지기도 한다. 예를 들면 거실에 어린아이들의 노는 모습이 보이는 상태이다. "착각"이라는 것은 노인에게 실지로 존재하고 있는 사물이 다른 것으로 보이기도 한다. 예를 들면 벽에 비춰진 그림자가 사람으로 보이기도 한다. 이것은 환각이나 망상과 다른 것이다. "망상"은 현실적으로는 있을 수 없는 것인데 노인은 정확하게 믿고 그것을 고집하는 것이다. 예를 들면 본인은 누군가가 자기 물건을 훔쳐 갔다고 확신하고 있지만 실제는 그런 사실이 전혀 없는 것이다. 이러한 증상이 보일 때에는 주위에서는 노인의 상황에 맞춰 주는 것이 좋다. 그러나 노인에게 환각, 착각, 망상 등이 계속될 경우에는 의사의 진료를 받도록 한다. 이러한 증세는 투약으로 행동을 잘 조절해 줌으로써 억제시킬 수 있다.

(4) 환각 · 착각 · 망상의 대응
- 방을 밝은 분위기로 하기 위해 벽면의 색은 밝은 색으로 하는 것이 좋다. 될 수 있는 대로 무늬가 없는 벽지가 노인에게 안정감을 줄 수 있다.
- 어두운 곳은 노인이 그림자를 보고 당황하게 되기도 하고 사물을 알아보기 힘들어진다. 적당한 조명을 설치해 두도록 하며 항상 예비로 전구 등을 안전한 장소에 보관하도록 한다.
- 너무 밝은 광선도 문제행동을 일으키기 쉽다. 전구는 방 분위기를 따뜻하게 느낄 수 있는 종류로 사용하고 부분적으로 블라인드나 커튼을

사용하거나 스탠드를 이용하여 너무 밝지 않게 한다.
· 노인은 거울을 보고 놀라기도 하고 무서워하기도 하므로 거울에 커버를 씌우든지 다른 곳으로 치워 두도록 한다.
· 어떤 노인은 어느 특정 장소에서만 갑자기 이상한 행동을 하기도 한다. 그것은 아마 그 장소에 특정한 광선으로 인하여 노인이 착각을 일으키고 있는지 모른다.
· 노인의 시각적인 혼란을 될 수 있는 대로 적게 하기 위해서는 가구 배치는 바꾸지 않도록 한다.
· 폭력이나 자극이 되는 텔레비전 방송은 보지 않도록 한다. 노인은 드라마를 현실로 믿는 경우가 있기 때문이다.
· 공격적인 행동을 하는 노인은 심정을 거슬리지 않도록 주의한다.

(5) 감각 장애

알츠하이머병은 감각에도 장애를 일으키게 된다. 예를 들면 눈, 귀, 코 등의 감각기관이 정상이라 할지라도 자신의 눈에 비치고 들리고, 맛보고, 느껴지고, 냄새나는 것들이 무엇인가 하는 판단능력이 저하되거나 변화되어 버린다. 그러므로 정기적으로 감각기관을 의사에게 진찰 받도록 해야 한다. 노인에게 이러한 장애가 있을 때 안경, 의치, 보청기 등을 사용하여 장애가 된 부분을 교정시킬 수도 있다.

(6) 시각 장애의 대응

알츠하이머병으로 인해 여러 가지 시각장애를 일으킬 수 있다. 예를 들면 "시각 실인"은 눈에 보여 지는 물체가 무엇인지 정확하게 이해할 수 있는 능력이 없는 상태를 말한다. 눈 자체의 기능의 이상은 없다 할지라도 뇌장애로 인해 노인이 본 물체를 정확하게 감지할 수 없기 때문이다. 또한 인식능력이나 거리 감각이 변하는 경우도 있다. 이러한 장애는 안전상 문제가 되므로 주의하도록 한다.

- 노인이 잘 구별할 수 있도록 복도나 벽의 색은 구분할 수 있도록 한다. 될 수 있는 대로 복도의 색은 무색으로 하는 것이 시각적인 혼란을 방지할 수 있다.
- 접시나 식탁색도 구별할 수 있도록 한다.
- 계단 모서리에는 계단을 확실히 구분할 수 있도록 밝은 색 테이프를 붙여 놓는다.
- 화장실이나 목욕탕 등 자주 사용하는 문에는 구분할 수 있도록 밝은 색의 표시나 이해하기 쉬운 간단한 그림을 붙여 두도록 한다.
- 집안에서 기르는 애완용 동물은 노인이 걸려 넘어질 수 있는 장애물이 되므로 주의해야 한다.

(7) 후각 장애의 대응

알츠하이머병으로 취각이 상실되거나 저하되는 경우가 많이 있다

- 강도 높은 매연감지기를 부착시키고 자주 작동 점검을 하도록 한다. 노인은 연기 나는 것을 냄새 맡지 못하고, 알고 있다 할지라도 위험하다고 하는 것을 이해하지 못한다.
- 냉장고에는 상하거나 오래된 식품 등은 두지 않는다.

(8) 촉각 장애의 대응

알츠하이머병은 뇌기능장애로 인하여 피부감각이 둔해진다. 그러므로 더위나 추위, 불쾌감 등을 이해하지 못하게 된다.

- 뜨거운 물은 40도 정도로 조정해 둔다.
- 부엌의 수도꼭지가 온수나 냉수로 구분되어 있을 경우, 뜨거운 물은 빨간색 찬물은 파란색으로 구분해 놓는 것이 좋다. 될 수 있는 대로 물의 온도가 조절된 수도꼭지에 나오는 것으로 바꾸는 것이 좋다.
- 오븐이나 토스터, 다리미 등 전기기구는 "뜨겁다", "만지지 말 것" 등 표시를 해두며 노인이 혼자 쓰지 못하도록 한다. 사용하지 않을 때에는 플러그를 빼어 놓는다.
- 가구나 벽 모서리에 부딪혀 상처 나지 않도록 주의한다.

(9) 미각 장애의 대응

알츠하이머병 노인은 미각장애가 있으므로 위험한 물건을 구별하지 못하고 입 속에 넣기도 한다.

- 의치는 될 수 있는 대로 예비로 만들어 두도록 한다. 노인이 계속해서 의치를 빼려고 한다면 입안을 검사해 보고 의치가 잘 맞는지 확인해 보도록 한다.
- 노인이 소금이나 설탕, 고춧가루 등 조미료를 필요 이상으로 사용하려고 하면 노인 손에 닿지 않는 곳에 두도록 한다. 소금, 설탕, 조미료를 너무 많이 사용하면 위에 자극이 되어 건강상 문제가 생기게 된다.
- 약장은 자물쇠를 잠가 두도록 하며 치약, 향수, 로션, 샴푸, 소독용 알

콜, 비누 등은 노인에게 먹을 수 있는 것으로 보이기 때문에 자물쇠로 잠가 둔다.
- 냉장고를 함부로 열 경우에는 자물쇠로 채워 둔다.
- 애완용 동물을 집안에서 기를 경우 사용하는 도구 등은 노인의 손에 닿지 않는 곳에 두도록 한다.
- 노인의 식도에 이물질이 막히는 경우가 있으므로 응급처치법을 습득해 두도록 한다.

⑽ 청각 장애의 대응

노인은 보통 청력이 있다 하더라도 들었던 것을 정확하게 이해할 수 있는 능력이 상실되는 경우가 있다. 그러므로 노인이 혼란하거나 흥분하게 되는 원인이 된다.
- 집안에서 스테레오나 텔레비전을 동시에 켜 놓지 않도록 한다.
- 외부로부터의 소음에 주의하도록 한다. 필요한 경우 창문을 잠그도록 한다.
- 노인이 보청기를 사용했을 경우 그 속에 건전지를 자주 살펴보도록 한다.
- 사람이 많이 모였을 때 흥분하는 경우에는 집에 많은 손님을 초대하지 않도록 한다.

⑾ 차 운전

　기억장애, 판단력장애, 지각장애 혹은 자극에 둔감한 장애를 가지고 있는 알츠하이머병 노인이 혼자 차를 운전한다는 것은 본인뿐만 아니라, 사회 전체에 커다란 위험이 따르게 된다. 증상이 진행됨에 따라 노인의 운전기법은 저하되어 간다. 노인은 자신의 장애에 대해 자각하지 못하고 있으므로 위험한 운전을 하게 되는 것이다. 그러므로 가족들은 노인의 운전능력에 대해 주의 깊게 평가해야만 한다. 대부분 알츠하이머병 노인은 매우 천천히 운전하되 결단력이 필요할 때에는 당황하게 되므로 주위의 가족이나 친구들이 위험하다고 느끼게 된다. 이런 환자들은 창 옆의 거울 등을 보지 않으며 신호에 따르지 않고 정지해야 할 곳을 그냥 지나가 버리거나 길을 잊어버릴 수 있다. "사고가 난 후에는 늦는다"는 점을 기억하고 운전을 하지 못하도록 해야 한다. 그러나 운전해서는 안 된다고 노인을 설득시키는 것은 매우 어려운 일이다. 운전을 하지 못하게 한다는 것은 노인의 자립, 자유, 주체성에 큰 영향을 주게 된다. 그러므로 이 문제는 간호자에게는 죄악감, 걱정 등을 가져오게 되고 노인에게는 화, 부정, 슬픔 등을 갖게 한다. 설득한다는 것은 냉철한 이성과 확고한 신념이 필요하다. 가족이 안 될 경우에는 의사의 도움을 청하는 것이 좋다.

⑿ 운전을 그만두게 하기 위한 설득방법

　· 가족이나 친구, 의사가 팀이 되어 환자가 운전능력을 상실했다는 점을 간단히 설명해 준다. 예를 들면 "당신은 기억장애 때문에 안전하게 운전하실 수 없어요.", "당신은 지금 치료하는 중이기 때문에 운전하시

면 안 돼요." 혹은 "의사선생님이 운전하시면 안 된다고 합니다."라고 얘기해 준다.
- 실지로 노인에게 운전하게 하여 자신이 안전하게 운전할 수 없게 되었다는 것을 자각케 한다.
- 차를 이용하지 않고 걸어서 먼 곳을 가 볼 수 있는 기회를 만들어 본다.
- 교통수단으로 무료버스승차권을 이용하여 버스를 타 보든가, 택시 등을 이용해 보도록 한다. 그리고 항상 간호자가 같이 있도록 한다.
- 자동차를 친구 집에 맡겨 환자의 눈에 보이지 않도록 한다.
- 자동차 열쇠를 감춰 둔다.
- 자동차 열쇠를 항상 가지고 다니는 습관이 있는 노인에게는 못 쓰는 차의 열쇠를 가지고 다니게 한다.
- 자동차 밧데리나 디스트리뷰터캡을 빼놓고 간호자가 차를 사용해야 할 경우 간단히 접촉시킬 수 있도록 한다.
- 자동차를 팔아버린다.
- 주차시키려고 하는 차 옆에 노인이 혼자 서 있게 하지 않도록 한다.

(13) 재해대책

- 위험이 닥쳤을 때 구해야 할 사람이 있다는 것을 미리 이웃에게 알려 주어야 한다. 위험할 때 노인이 혼자 있게 될 경우를 대비하여 이웃과 함께 피난계획 등을 작성한다.
- 이웃사람들에게 간호자, 가족, 의료기관 등 긴급연락처나 전화번호를 알려주도록 한다.

- 이웃사람들에게 노인의 증상에 대해 알고 있도록 한다. 그리고 노인이 이해할 수 있는 간단한 지시방법 등을 이웃사람들에게 알려준다.
- 가족들이 서로 역할을 분담해 가도록 한다. 노인에게는 아무리 알려주려고 해도 안 되기 때문에 가족 중 누군가 책임지고 노인을 보호할 수 있도록 한다.
- 노인의 건강에 따라 의약품이나 위생용품 등은 적어도 1주일 분량은 상비로 가지고 있도록 한다.
- 재해가 발생했을 때 길을 잊어버릴 경우가 있으므로 기억장애 팔찌를 해 두도록 한다.
- 어떤 경우라도 재해시 노인을 혼자 있게 해서는 안 된다. 당신이 도움을 청하러 간 사이에 노인이 같은 장소에 가만히 있을 것이라고 생각해서는 안 된다. 항상 노인이 있는 장소를 확인하여야만 한다.

2. 원예치료를 통한 치매치료

원예치료(Horticultural therapy)는 Horticultural(원예) + therapy(치료, 요법)로서 식물 기르기, 꽃 장식 등 다양한 원예활동을 통하여 사회적, 교육적, 심리적, 혹은 신체적 적응력을 기르고, 그 결과 육체적, 정신적 회복과 재활을 추구하는 것으로, 궁극적으로는 삶의 질을 높이는 것을 의미한다. 즉, 식물이 인간의 흥미를 끌고 인간을 즐겁게 하는 능력을 통해 건강의 회복과 유지에 작용하는 것을 말한다.

- 식물 기르기, 꽃 장식 등 다양한 원예활동 통하여 사회적, 교육적, 심리적, 신체적 적응력을 기르고, 그 결과 육체적 정신적 회복과 재활을 추구하는 것으로 궁극적으로는 생활의 질적 향상을 도모하는 활동이다.
- 식물이 인간의 흥미를 끌고 인간을 즐겁게 하는 능력을 통해서 건강의 회복과 유지에 작용하는 것을 말한다.
- 치료, 재활, 직업훈련, 건강유지 — 삶의 질 향상
- 장애인 : 정신적, 육체적 환자, 고령자, 빈곤자, 정년퇴직자, 전병 상태 (과학문명에 의한 테크노스트레스)
- 원예활동 - 취미생활 - 정서적 안정 - 스트레스해소 - 긍정적인 사고 - 건강하고 즐거운 생활 - 복지사회구현 - 무한한 가능성
- 원예활동 : 실외원예, 실내원예(꽃꽂이, 디쉬가든, 테라리움, 분재 등) 드라이플라워, 프레스플라워, 포푸리, 조경

"치매노인에게 원예치료 프로그램이 효과적이다"라는 연구보고서가 있다. 녹색식물이 노인 치매를 치료하는데 효과적이라는 연구결과가 나왔다. 건국대 원예과학과 손기철 교수 팀은 '원예치료가 치매노인의 건강에 미치는 영향' 이라는 논문을 통해 원예치료 프로그램이 치매환자의 신체와 정신 건강, 사회성에 긍정적 영향을 미친 것으로 나타났다고 밝혔다.

연구팀은 이를 위해 서울시내 치매노인단기 보호센터에 있는 치매노인 가운데 10명을 최종 실험 군으로 선정, 지난 98년 10월 1일부터 12월 24일까지 총 13회의 원예치료 프로그램을 실시했다. 치매노인에게는 꽃모종 심기, 꽃바구니 만들기, 선인장 키우기 등의 원예치료프로그램을 실시하고 실시전

후의 우울 정도를 측정했다. 또 매주 2회에 걸쳐 원예활동과 종이 접기 활동 후의 맥박을 측정하고 활동성 변화 등을 분석했다.

실험결과 원예치료 실시 후 치매노인들의 우울 정도와 맥박이 낮아지고 활동성에도 긍정적 영향을 미친 것으로 나타났다. 치매노인들의 우울 정도는 원예치료 실시 전 평균 11.5점이었으나 이후에는 8.3점으로 감소했다. 또 종이 접기 후와 원예치료 후의 맥박차이를 비교한 결과 종이 접기 실시 후 맥박은 평균 78.7이었으나 원예치료 실시 후에는 평균 77.2로 맥박이 떨어졌다.

원예치료후의 활동에서는 총 9개 항목 가운데 6개 항목에서 변화가 나타났다.

항목별(5점 척도 기준)로는
☞ 자아개념 및 주체성이 평균 3.2에서 4.3으로 높아졌고
☞ 대인관계능력이 3.3에서 4.2
☞ 인지 및 문제해결능력이 3.2에서 4.0
☞ 숙련도와 직업적응력이 3.4에서 4.2
☞ 언어소통능력이 3.5에서 4.1
☞ 욕구, 충동적 적응력이 3.5에서 4.1로 변화했다.

이는 여러 명이 원예활동에 공동으로 참여함으로써 역할과 권리존중, 책임 분담 등을 배워 자기의 존재가치를 깨닫고 대인관계에서도 자신감을 갖게 되기 때문인 것으로 손교수 팀은 분석했다. 그러나 참여성, 관심 및 조력

성, 운동지각능력 등에서는 별 변화가 나타나지 않았다. 손기철 교수는 "이번 실험결과 원예치료가 다양한 자극을 통해 치매노인의 심리적 안정은 물론 기억력유발, 대인관계 증진, 표현력과 인지기능향상 등 사회적, 신체적 활동을 돕는데 매우 효과적이라는 검을 검증하는 연구"라면서 "앞으로 일반 노인과 허약 노인에게도 적용할 수 있는 다양한 원예치료 프로그램을 개발해나갈 계획"이라고 밝혔다.

3. 치매의 예방

알츠하이머병의 경우는 아직 원인을 정확히 밝혀내고 있지 못하기 때문에 예방이 곤란하지만 일부 치매는 예방할 수 있다. 예를 들면, 뇌혈관장애 · 비타민 결핍증 · 갑상선기능 저하증 등이 원인이 되는 경우는 원인질환을 찾아 제거하면 어느 정도는 예방이 가능하다. 우리나라 사람에게 많은 혈관성치매는 식사법이나 약물치료 · 운동요법 등으로, 고혈압 · 고지혈증 · 비만 · 음주 · 흡연 · 스트레스 등 중풍의 위험인자를 제거함으로써 예방할 수 있다.

1) 식사, 운동, 수면 등 평소 자신의 건강관리에 힘써야 한다.
식사량은 80%정도로 소식하는 것이 노화를 방지하는데 도움이 된다. 단백질은 뇌졸중예방에 도움이 된다. 각종 영양소를 골고루 섭취할 것. 음식은 싱겁게 먹을 것. 술은 매일 조금씩 마시면 동맥경화를 예방할 수 있다.

2) 수분을 충분히 섭취한다. 수분 부족은 뇌혈류량을 감소시켜 뇌경색을 유발한다.

3) 올바르고 규칙적인 습관을 가진다.

4) 두부외상을 피하고, 고혈압, 비만, 당뇨병, 심장질환, 흡연, 알콜중독 등을 예방한다. 비타민 특히 B12와 엽산을 충분히 섭취해야 한다.

5) 건전한 뇌 활동을 지속적으로 유지해야 한다. 뇌의 노화되기 쉬운 부분을 계속해서 사용하며 산소와 영양소를 충분히 보급한다. 20대를 지나면 하루 10만개씩 뇌세포가 죽는다. 뇌를 많이 사용하는 사람은 이의 30%만 죽고, 뇌를 사용하지 않는 사람은 250%나 죽는다.

(1) 바둑, 명시 감상 등 취미생활을 즐긴다.

(2) 이름외우기, 폭넓은 정보를 섭취한다.

(3) 집에만 있으면 노화가 빨라지기 때문에 외출을 자주 한다.

(4) 손을 자주 움직인다.

(5) 걷는 운동이 몸 전체 근육을 사용하고 뇌를 자극하기 때문에 자주 걷는다.

(6) 건전한 대인관계, 사회생활, 봉사활동, 종교 활동 등을 최대한으로 폭넓게 유지한다.

〈 치매를 예방하기 수칙 〉

① 식사는 자신이 먹을 수 있는 양의 80% 정도로 한다.

② 지나친 음주는 삼가 한다.

③ 젊어서부터 운동을 한다.
④ 노후에 할 일을 계획하여 놓는다.
⑤ 젊은 친구를 포함하여 노후에 친구를 많이 만들어 놓는다.
⑥ 항상 옷차림에 신경을 쓴다.
⑦ 유행에 민감해야 한다.
⑧ 다른 사람들이 말하는 것에 귀를 기울인다.
⑨ 새로운 정보를 항상 접한다.

4. 치매의 재가케어

　재가에서의 케어는 치매노인의 주 증상인 인지기능의 장애로 인하여 환경의 변화가 필수적이다. 판단력이 흐려진 치매노인은 늘 위험에 노출되어 있기 때문에 갑작스런 사고가 발생되기도 한다. 특히 노인의 생활주변을 청결히 하여 위험한 물리적 환경을 제거하여 식중독, 낙상에 의한 골절, 화재 등 예측할 수 없는 사고를 미연에 방지하도록 한다. 로우턴과 브로디(Lawton & Brody)는 인간의 행동능력은 생리적인 건강, 감각적·지각적·역동적·인식적 역량, 자아의 힘에 의한 것과 개인적·신체적 그리고 물리적 환경에도 영향을 받는다고 하였다(physical self- Maintenance Scale, 1969). 치매노인을 위한 바람직한 환경조성은 치매노인의 행동을 제한하는 것이 아니라 오히려 돕는 것이라 할 수 있다. 따라서 치매노인을 위한 재가케어는 가족들의 관심과 사랑이 기본바탕이 되며 재활이 가능토록 케어하는 것이 매우 중요하다.

1) 가족의 케어

치매노인의 신체적인 문제를 해결하고 항상 최상의 컨디션을 유지시키도록 하며 치매원인을 없애기 위하여 기존의 질환인 당뇨병, 고혈압, 고지혈증 등을 철저히 치료하여 초기에 정확한 진단 및 치료를 시행하여야 한다. 평상시 규칙적인 일상생활을 하도록 하며, 손가락을 자주 사용하도록 하여 뇌 위축을 미연에 방지한다. 음식량의 약 80% 정도가 뇌의 노화방지에 도움이 되므로 충분한 영양소 섭취 및 수분을 섭취하도록 한다. 치매노인을 보호하는 가족들이 제일 어렵고 정신적인 스트레스가 많기 때문에 케어자의 건강에도 유의해야 하며 치매노인을 한 가정이나 가정 내 한사람이 돌보는 것은 불가능하다.

(1) 케어의 기본 원칙
- 치매 노인를 케어하는 사람을 비방하지 않는다.
- 치매에 대한 기본지식과 케어기술을 익힌다.
- 신체와 마음의 건강을 최상으로 생각하고 케어에 임한다.
- 안정감과 편안함을 준다.
- 사고를 미연에 예방한다.
- 현재 치매노인의 상태에 알맞은 케어기술을 적용한다.
- 놀라지 않도록 조용하고 쾌적한 분위기와 생활환경을 만든다.

(2) 치매노인의 일상생활 케어
- 목욕을 혼자서 하도록 유도하며 좋아하는 사람과 함께 목욕을 하는 것

도 좋다.
- 가출을 자주 하는 경우는 함께 걸으면서 집으로 방향을 유도한다.
- 밤에 환각이 있는 경우, 그림자로도 환각이 올 수 있으므로 불을 켜놓는다.
- 큰소리로 화를 내거나 소리를 지르면 상태가 악화될 수 있으므로 조용한 소리로 이야기한다.
- 의복은 입는 순서대로 정리하고 입기 쉬운 옷으로 선택한다.
- 화장실은 시간에 맞추어 가도록 계획하는 등 일상생활을 규칙적으로 하여 치매 노인의 건강이 유지되도록 한다.
- 식사는 시간에 맞추고 뜨겁고 큰 덩어리는 피하도록 한다.
- 치매노인이 반복해서 행동하면 주의를 다른 곳으로 돌려본다.
- 간단하고 쉬운 일을 하도록 하고 치매노인의 기억을 조금이라도 되살릴 수 있도록 도와준다.
- 폭력적 언어 및 행동은 대부분 싫다는 표현이므로 대상자 관찰에 유의한다.
- 스스로 자립할 수 있도록 하지만 무리하게 시도하지 않는다.
- 치매노인의 인격을 존중해 주며 대립하거나 싸우지 않는다.
- 항상 가족의 따뜻한 사랑을 보여주며, 문제행동을 수용한다.

2) 가족들의 치매 대응방법
- 가능한 한 자유스럽고 편안한 집안 분위기를 유지하며 혼자 있게 하지 않는다.

- 주변을 단순하게 하고, 가능한 한 변화를 주지 않는다.
- 부드럽고 조용하게 말하며, 요점을 정리하듯 분명하고 간단하게 말하며, 너무 많은 자극을 가하거나, 한꺼번에 너무 많은 것을 가르치지 않는다.
- 모든 것을 규칙적이고 단순하게 만들어 치매노인이 편안함을 느끼도록 하며, 쉽게 예측할 수 있게 한다.
- 초기의 치매노인은 스스로의 문제를 어느 정도는 감당할 수 있으므로 문제점에 대해 함께 상의하고 해결해 나간다.
- 치매노인이 할 수 있는 일을 찾아 그 일에 집중할 수 있도록 도와준다.
- 치매노인에게 가해진 중압감은 병세를 더욱 악화시키므로 주의한다.
- 절대 윽박지르거나 무관심은 금물이고 가까운 곳에서 이야기한다.
- 치매노인에게 목걸이나 인식표를 달아 주소와 연락처, 이름 등을 기록해 준다.
- 다른 치매노인 가족들과 경험을 나눈다.
- 케어제공자(가족, 케어복지사)의 심신이 건강해야 올바른 케어가 이루어질 수 있다.

제 3 절 가족의 환자 돌보기

치매환자를 보호하는 가족들이 제일 어렵고 정신적인 스트레스가 많아 이들의 건강에 유의해야 한다. 또한 치매환자를 한 가정이나 가정 내 한사람이 돌보는 것은 불가능한 일이다. 따라서 온 가족이나 형제들이 모두 합심하여야 한다. 이를 위하여 온 주변인들이 모두 공부를 하여야 한다.

1. 보호시 기본 원칙

1) 치매환자를 돌보는 사람을 절대 비방하지 않는다.
2) 치매에 대한 지식을 공부하여야 한다.
3) 신체와 마음의 건강을 최상으로 생각한다.
4) 안심감을 심어 준다.
5) 사고를 예방한다.
6) 현재 상태에 알맞는 치료법을 강구한다.
7) 한 사람의 계속적인 간호는 불가능하다.
8) 비상시를 위하여 연락처를 환자 및 가족이 갖고 훈련한다.
9) 항상 놀라지 않도록 조용하며 쾌락한 분위기를 만든다.

10) 간병하는 사람이 지치지 않게 도와주고 휴식시간을 주도록 한다. 지치면 안된다.

11) 간병자의 자녀가 있으면 자녀가 우선 일 때도 있다. 죄책감을 갖지 않는다.

2. 일상생활 돌보기

1) 최대한 혼자 목욕을 혼자서 하도록 하며 안심시키면서 본인이 원하는 방향으로 한다. 또는 좋아하는 사람과 함께 목욕을 하도록 한다.

2) 가출을 자주 하는 경우는 함께 걸으면서 집으로 방향을 유도한다.

3) 밤에 환각이 있는 경우는 불을 환하게 켜놓는다. 그림자로 환각이 올 수 있다.

4) 큰소리로 화를 내는 경우에 함께 큰소리를 하면 심해진다. 조용한 소리로 이야기한다.

5) 의복은 입는 순서대로 정리하고 입기 쉬운 옷으로 선택한다.

6) 화장실은 시간에 맞추어 가도록 계획한다.

7) 식사는 시간에 맞추고 뜨겁고 큰 덩어리는 피하도록 한다.

8) 환자가 반복해서 행동하면 주의를 다른 곳으로 돌리고 싸우지 않는다.

9) 간호자를 괴롭히는 것은 떨어지면 불안하다는 생각 때문이다.

10) 폭력적 언사 및 행동은 대부분 싫다는 표현이다. 무리하게 시도하지 않는다.

제 8 장

뇌졸중과 케어관리

1절 뇌졸중의 이해

2절 뇌졸중의 증상

3절 뇌졸중의 진단

4절 뇌졸중의 예방과 치료

제 1 절 뇌졸중의 이해

1. 뇌의 기능적 구조

두개강은 뇌, 혈액, 뇌척수액(CSF : cerebrospinal fluid)로 구성되어 있습니다.

뇌척수액(CSF : cerebrospinal fluid)은 뇌실(뇌속에 존재하는 빈 공간으로 뇌척수액이 존재)에서 하루 500ml가 생성되며 두개강내에서는 약 110ml가 있습니다.

이들 세 요소는 서로 압박 받지 않는 상태로 존재하는데 이중 한 부분이라도 균형이 깨지면 문제가 발생하는 것입니다.

뇌는 체중의 2%, 심장박출량의 18%, 전체 산소 소비의 20%를 차지하는 에너지 소비가 가장 많은 기관이지만 자체 저장 에너지는 거의 갖고 있지 않습니다.

따라서 항상 심장으로부터 일정량의 혈액을 공급받아야 정상적인 기능을 유지할 수 있는 것입니다.

이를 위해 뇌혈관은 특이한 자동조절기능을 갖고 있어 혈류를 항상 일정 (50ml/100g/min)하게 유지하도록 하고 있습니다.

그러나 여러 가지 원인에 의해 혈류 장해가 발생하면 이는 곧바로 뇌졸중의 상태로 이어지게 되는 것입니다.

1) 뇌졸중의 정의

흔히 중풍이라고 하는 뇌졸중은 뇌혈관이 막히거나 파열되어, 뇌기능에 갑작스러운 이상이 생기는 경우 의식의 저하, 실신, 마비, 경련 등 여러 가지 증상들이 나타날 수 있는데, 이때 이러한 신경학적인 증상들이 나타나는 경우를 뇌졸중이라고 한다.

뇌졸중은 크게 혈관이 막혀 생기는 뇌경색증과 혈관이 터져 생기는 뇌출혈로 나눌 수 있다.

최근의 연구에 의하면 전체 뇌졸중 환자 중 뇌경색이 가장 많으며 그 다음으로 뇌출혈, 지주막하출혈[2] 순인 것으로 알려져 있다.

(1) 뇌경색

뇌경색은 뇌혈관 자체가 오랜 시간에 걸쳐 변하여 막히게 되는[3] 뇌혈전과 뇌혈관이 다른 혈관에서 마개 모양의 덩어리인 전색이 뇌로 흘러 들어와 뇌혈관을 막아 버리는[4] 뇌전색으로 나눈다.

---

2) 지주막하출혈 [蜘蛛膜下出血, subarachnoid hemorrhage] : 뇌표면의 지주막과 연막(軟膜) 사이의 출혈. (뇌의 표면은 2층으로 된 얇은 막으로 싸여 있으며, 그 외층은 지주막, 내층을 연막이라고 한다.)
3) 뇌혈전(腦血栓) : 뇌의 동맥 속에 혈액이 엉긴 덩어리가 생겨 혈관이 막히는 증상. [동맥 경화에 의한 것이 많고, 뇌졸중의 원인이 됨
4) 뇌전색(腦栓塞) : 혈액 중에 유리된 응혈의 조각이 뇌혈관을 막음으로써, 그 근처의 영양 장애를 일으키는 병증

(2) 뇌출혈

뇌일혈이라 하는 뇌출혈은 피가 뇌 속에서 터져서 번지는 뇌내출혈과 뇌 밖의 지주막하강이란 곳이 터지는 지주막하 출혈로 나뉜다. 이 밖에도 뇌의 혈압이 갑자기 높아지는 고혈압성 뇌색전증과[5] 뇌전색의 증상이 되는 뇌허혈발작증[6]이 있다.

2) 뇌졸중의 원인

(1) 위험요소

① 고혈압

고혈압이 있는 환자에서는 뇌졸중이 정상인에 비해서 5배가량 더 많이 발생한다. 또한 고혈압은 뇌경색과 뇌출혈 모두의 원인이 되며 뇌경색보다는 뇌출혈에 더욱 중요한 인자가 되므로 뇌출혈이 많은 우리나라에서는 더욱 중요한 위험 인자가 된다. 그러므로 고혈압을 적절히 조절한다면 뇌졸중으로 인한 사망률을 감소시킬 수 있을 것이다.

② 심장병

뇌졸중환자의 75%에서 심장병이 동반되며 심장기능에 이상이 있는 환자인 경우는 정상인에 비해서 뇌졸중에 대한 위험률이 2배 정도 높다. 상당수의 뇌졸중 환자가 뇌졸중 자체보다는 심장병으로 사망한다. 뇌졸중이

---

5) 뇌색전증 [腦塞栓症, cerebral embolism]
　심장에서 생긴 혈전(血栓)이 벗겨져 혈중(血中)에 흘러들어 그것으로 뇌혈관이 막힘으로써 발생되는 질환.
6) 뇌허혈발작 [腦虛血發作, transient cerebral ischemic attack] : 반신마비와 현기증 ·실명 ·언어장애 등을 수반하는 일과성(一過性) 발작.

있는 경우는 심장에 대한 검사를 철저히 하여야 하고, 심장병이 있는 경우는 뇌졸중의 예방에 관심을 기울여야 한다.

③ 나이

연간 발생하는 뇌졸중의 약 72%가 65세 이상에서 일어난다. 나이가 들수록 뇌졸중을 앓을 확률이 높아지며, 70대는 50대에 비하여 발병 빈도가 4배 정도 높다.

④ 이전의 뇌졸중 병력

뇌졸중에 걸린 사람의 경우에 재발할 위험률이 10~20배 정도로 높아진다. 그러나 위험인자를 잘 치료하면 뇌졸중의 재발을 줄일 수 있다.

⑤ 고지혈증[7]

동맥경화증이라고도 하는데 혈관이 점차 좁아져 혈관내 혈류가 줄어들게 되는데, 이 상태가 더 진행되면 혈관이 아예 막혀 버려 뇌조직으로의 혈액 공급이 차단되어 뇌에 손상을 가져오게 된다.

⑥ 일과성 뇌허혈 발작

일과성 뇌허혈 발병 후 1년 이내에 뇌졸중이 생길 확률이 가장 높다.

---

7) 고지혈증은 우리 몸의 혈액 중에서 지질성분(콜레스테롤 등)의 함량이 정상 이상으로 증가되어 있는 상태를 말합니다.

⑦ 흡연

나이, 고혈압의 유무 및 그 외의 심혈관 질환의 유무와는 상관없이 흡연 자체가 뇌졸중의 위험 인자가 된다. 흡연한 기간이 길면 길수록 그 위험 정도가 더 높다. 흡연가가 담배를 끊으면 2년 내에 뇌졸중에 대한 위험도가 상당히 감소하고, 5년째는 흡연하지 않는 사람과 같아지는 것으로 밝혀져 있다.

⑧ 당뇨병

당뇨병은 뇌졸중의 중요 위험인자 중에 하나인 고혈압을 직접적 그리고 간접적으로 일으키며, 또한 그 자체로 뇌졸중의 위험인자로 작용한다. 당뇨병환자는 정상인에 비하여 뇌졸중의 빈도가 2배 정도 높다.

⑨ 혈청지질이상

콜레스테롤 수치가 높은 경우에 뇌졸중이 일어날 확률이 높다. 지질이 낮다고 반드시 좋은 것은 아니며, 오히려 콜레스테롤 수치가 매우 낮은 사람에서는 뇌출혈이나 지주막하출혈과 같은 출혈성 뇌졸중이 생길 위험이 높다.

⑩ 경구용 피임약 복용

경구용 피임약을 복용하는 경우에 위험도가 4~13배 정도로 증가한다. 특히 흡연을 같이하는 경우는 위험정도가 배가(倍加)한다.

⑪ 비만

비만이 고혈압, 당뇨병이나 고지혈증과 함께 발생하는 경우에는 간접적으로 뇌졸중에 잘 걸린다는 연구 결과가 있다.

⑫ 짜게 먹는 식습관

짜게 먹는 것은 고혈압뿐 아니라 뇌졸중의 중요한 원인이 된다.

2. 어떻게 발생하는가?

뇌혈관 질환은 주로 동맥으로 지칭되는 뇌혈관의 병적상태 혹은 뇌 혈류 공급의 문제에 의해 이차적으로 발생되는 뇌 질환으로 다음의 요인에 의해 생길 수 있다.

※ 혈괴덩어리가 혈관을 막는 경우
- 혈관벽이 터지는 경우
- 혈관벽에 기름 찌꺼기등이 끼는 경우
- 혈액 정상성분에 이상이 있는 경우

이와 같은 요인에 의해 뇌에서의 병변은 다음의 두 가지 형태로 나타날 수 있다.

- 뇌의 혈관이 막히는 경우 — 85%
- 뇌의 출혈이 생기는 경우 — 15%

제 2 절 뇌졸중의 증상

이 질병은 어느 날 갑자기 발병하는 경우가 많은데 이는 뇌혈관에 이상이 생기면 어느 정도 까지는 혈액공급이 부족하더라도, 뇌의 기능을 유지할 수 있으므로 본인이 미처 느끼지 못하는 사이에 증상이 조금씩 악화되기 때문이다. 따라서 혈관의 병이 진행되어서 견디지 못할 정도가 되어서야 혈관이 막히거나 터지게 되는데, 이럴 때 갑자기 반신불수가 되거나 의식을 잃는 등 뇌졸중의 증상이 나타나는 것이다.

뇌졸중의 증상은 매우 다양하나, 흔한 증상으로는 반신불수, 감각이상 및 감각소실, 두통 및 구토, 언어장애(실어증), 어지럼증, 안면신경마비, 발음장애, 운동실조증, 시야결손, 물체가 겹쳐 보이는 복시, 연하곤란[8] 등이 있으며, 심한 경우에는 식물인간 상태나 치매도 오며, 사망에 이를 수도 있다.

이런 증상들이 나타난다고 모두 뇌졸중이라 할 수는 없다. 그러나 이러한 증상이 갑자기 나타난 경우 일단 뇌졸중을 의심해 볼 수 있을 것이다.

---

8) 연하곤란 [嚥下困難, dysphagia] : 삼킴장애라고도 한다. 음식물을 삼키기 힘든 증세이다. 음식물이 입에서부터 위로 통과하는데 장애를 받는 느낌이 있는 증세

1. 의식의 변화

   깨우면 일어나지만 자꾸만 자려고 하거나, 주위에 반응하지 않는 혼수상태

2. 실신

   기운이 없고 늘어지며, 쓰러지기 직전에 눈앞에 노랗게 되거나 잠시 의식을 잃는 경우

3. 경련

   몸의 한 부분이 본인의 의지와 관계없이 저절로 움직이거나 팔다리가 뻣뻣해 지거나 눈이 돌아가는 등의 행동

4. 치매 혹은 이상한 행동

   금방 있었던 일도 잊어 버리고 엉뚱한 행동을 하거나, 경우에 맞지 않게 이유 없이 울거나 웃고 혹은 성격이 변하고 마치 다른 사람이 된 것 같이 보이는 경우

5. 보행장애

총총 걸음으로 발을 잘 띠지 못하거나, 술 취한 사람처럼 걸을 수도 있고, 마비 때문에 잘 못걸을 수도 있다.

6. 두통

뇌졸중이 발생할 때 생기는 두통은 다른 증상보다 앞서거나 혹은 동시에, 또는 다른 증상이 있고 나서 생길 수 있다.

7. 사지의 이상

팔, 다리가 힘이 없고 마비, 혹은 저절로 움직이는 등의 증상

8. 반신마비

팔, 다리를 움직이게 하는 운동 신경은 대뇌에서 내려오다가 뇌간의 아래 부분에서 교차하여, 한쪽 뇌에 이상이 생기면 대게는 그 반대 쪽에 마비가 오게 된다. 뇌간뇌졸중의 경우 사지가 모두 마비되기도 한다.

9. 반신감각장애

운동신경과 마찬가지로 감각신경도 교차하여 올라가게 되므로 손상된 뇌의 반대측의 얼굴, 팔, 다리에 감각 장애가 생기며, 이는 대개 반신 마비와 같이 오게 된다. 경우에 따라서 감각 이상이 심해져 몹시 불쾌하게 저리거나 아플 수도 있다.

10. 언어 장애(실어증)

정신이 명료한데도 갑자기 말을 잘 못하거나 남의 말을 이해하지 못하는 등의 증상을 말한다. 90%이상의 사람들에게서 언어 중추는 좌측 대뇌에 있으므로 좌측 대뇌의 뇌졸중일 때 우측 반신 마비와 함께 실어증이 나타난다. 병변의 위치에 따라 글을 못 읽거나 못 쓸 수도 있다.

11. 발음 장애(구음 장애)

말을 하거나 알아 들을 수는 있는데, 혀, 목구멍, 입술 등의 근육이 마비되어 정확한 발음을 할 수 없는 경우를 말한다. 삼키는데 장애가 같이 동반되기도 한다.

12. 시력, 시야 장애 및 복시

갑자기 한쪽 눈이 안 보이거나 시야의 한 귀퉁이가 어둡게 보이는 것도 뇌졸중의 증상이다. 또한 물체가 똑똑히 보이지 않고 두 개로 겹쳐 보일 수 있는데, 이러한 복시 현상은 뇌간 뇌졸중 때 나타난다.

13. 어지럼증

특히 뇌간 뇌졸중에서 잘 나타나며, 흔히 다른 신경학적 증세를 동반한다. 다른 신경학적 징후없이 세상이 빙빙 돌고 매스껍고 토하는 증상이 있다가 곧 좋아지는 현상은 뇌졸중보다는 내이의 경환 질환일 가능성이 많다. 그러나 일반인들은 쉽게 구별하기가 어렵기 때문에 신경과 전문의의 세심한 진찰이 필요하다.

제 3 절 뇌졸중의 진단

심한 뇌졸중에 의한 혼수상태에서 생명을 건졌다 하더라도 식물인간 상태로 남는 경우가 있다. 눈도 뜨고 잠도 자지만 인식능력이 없어서 사람 구실을 하지 못하고 오랫동안 누워 지내게 된다. 혹은 의식을 깨어나 인식은 할 수 있으나, 심한 언어 장애, 완전 사지 마비로 꼼짝 없이 누워 지내야 하는 경우도 있다.

의사가 환자를 얼마나 빨리 진찰할 수 있느냐 하는 것은 주변 사람들 혹은 환자 자신의 책임이다. 다음의 몇 가지 징후들은 특히 유념해야 할 것이다.

- 갑작스럽게 한쪽 얼굴, 팔, 다리 등에 빠지거나 저린 느낌이 온다.
- 갑자기 한쪽 눈의 시력이 나빠지고 침침해지거나 시야의 한쪽 부분이 잘 안보인다.
- 평소 두통이 없다가 갑자기 두통이 생기거나, 평소와 다른 양상의 두통이 발생한다.
- 갑자기 어지럽거나 한쪽으로 몸이 쏠린다.

환자가 병원에 도착을 하면 다음과 같은 방식으로 진단을 하게 된다.

1. 문진

환자의 증상 및 병의 경과, 과거력, 가족력 등을 자세히 물어보게 되며, 경험 있는 의사는 문진만으로도 뇌졸중 여부를 진단 할 수 있다.

2. 이학적, 신경학적 검사

신경과 의사가 시진, 촉진, 타진을 비롯하여 청진기, 망치, 바늘, 소리굽쇠 같은 여러 기구를 사용하여 환자를 진찰하게 되는데, 이로써 대체적인 뇌졸중의 위치를 짐작해 낼 수 있다.

3. 일반 검사

환자의 혈액 상태, 당뇨 여부, 심장, 신장, 등의 기능을 알기 위한 피검사, 심전도, 흉부x선 등의 검사가 시행된다.

4. 특수 검사

최근의 첨단 검사 방법의 발달로 뇌의 상태를 여러 모로 파악 할 수 있다.

1) 뇌전산화 단층 촬영(CT)

이 검사는 안전하고, 시간도 적게 걸리며, 급성기 뇌경색과 뇌출혈을 구별하는데 가장 좋은 방법으로 초기 치료를 결정하기 위해서 뇌졸중이 의심된 환자에게서 제일 먼저 시행된다. 뇌경색의 초기에는 경색 부위가 나타나지 않아 수일 후에 다시 찍는 경우가 많다.

2) 자기공명영상(MRI)

이 검사는 CT와 비슷하나 영상력이 훨씬 뛰어나 CT에서 찾기 힘들 정도의 작은 병변이나 뇌간 부위의 병소를 정확히 찾을 수 있는 장점이 있으며, MR 혈관촬영은 침습적 방법을 하지 않고도 두개 내외의 혈관 상태를 파악할 수 있다. 그러나 검사 시간이 20분 이상으로 길기 때문에 급성 환자나 중환자에선 이용하기 어려운 단점이 있다.

3) 도플러(Carotid Doppler & Transcranial Doppler)

초음파를 이용하여, 경동맥의 동맥 경화 상태, 두개내 동맥의 혈관 상태, 혈 역학적 상태를 파악할 수 있는 비교적 간단한 검사이다.

4) 뇌혈관 조영술

사타구니의 대퇴동맥을 통해 특수한 튜브를 경동맥과 척추기저동맥에 접근시켜 조영제를 주입하여, 뇌혈관을 촬영하는 방법이다. 동맥 경화 여부, 뇌동맥류, 동정맥 기형 등을 정확히 진단하는데 필수적이다.

5) 단일광자방출 전산 촬영술(SPECT)

방사선 동위선소를 이용하여, 혈류의 변화를 알 수 있다. 모든 뇌졸중 환자에서 필요한 검사는 아니지만, 뇌의 혈류 상태를 파악하여, 환자의 치료 방침을 결정하거나, 치료 효과를 추적하는데 도움을 준다.

6) 양전자방출 단층촬영(PET)

우리 뇌에서 당의 대사, 신경전달 물질의 변화 등의 생화학적 상태를 파악하게 하는 검사이다. 그러나 아직까지는 모든 뇌졸중 환자의 진단 및 치료에 직접적으로 도움을 주는 검사는 아니다.

제 4 절
뇌졸중의 예방과 치료

뇌졸중 치료의 목적은 뇌의 혈액흐름과 대사 작용을 원활히 하는데 있다.

1. 병원에 도착하기 전의 처치

발작이 일어났다고 생각될 때의 맨 처음 처치는 안정시키는 것이다.

넘어졌을 때 그곳에서 움직이지 말고 안정을 취하라는 옛말이 있지만 이는 신빙성이 없는 말이다.

집안에서 쓰러진 경우에는 일단 구급차를 부르고 화장실에서 쓰러졌을 때는 두 사람 이상이 머리를 움직이지 않게 주의하면서 자리로 옮겨야 한다.

1) 환자가 의식이 없으면 환자를 편안하게 눕히고 넥타이, 벨트 등 몸을 조이는 것을 풀어 준다.
2) 환자가 토하는 경우 토물이 목구멍으로 넘어가서 기도(숨을 쉬는 관)를 막지 않도록 얼굴을 옆으로 돌린 후 입안을 닦아준다. 이때 손발이 마비되지 않은 쪽을 밑으로 눕히는 것이 중요하다.

3) 정신을 잃은 환자에게 의식이 깨어나도록 하기 위해 찬물을 끼얹거나 뺨을 때리는 행동은 하지 않는다.
4) 정신을 잃은 환자에게 효과가 입증되지 않은 약을 먹이는 것은 삼간다. 또한 의식을 잃은 환자에게 약을 먹이게 되면 약이 기도를 막아 흡인성 폐렴을 일으킬 수 있으므로 조심한다.
5) 경련이나 발작을 일으키는 경우 환자를 붙잡거나 경련을 하지 못하도록 신체를 억제하지 말고 환자가 경련으로 인해 다른 신체적인 손상을 받지 않도록 위험한 물건을 치워주고 경련 상태를 잘 관찰하여 의사에게 보고한다.

(1) 가벼운 경우도 2~3주 동안 안정해야 한다

베개는 낮은 것을 쓰도록 하여 호흡곤란과 이상호흡을 막아야 한다. 그 다음에는 의사에게 알려야 한다.

이 경우, 환자의 성격, 나이, 의식장애의 정도, 손발의 마비, 발열 유무, 호흡상태, 구토, 발병전의 상태와 원래 지니고 있는 질병 등을 될수록 빨리, 그리고 정확하게 의사에게 말해 주어야 한다.

의식장애가 있을 때에는 극히 가벼운 경우라도 보통 2~3주간 절대 안정을 취해야 한다. 이 사이에는 대소변도 누운 상태에서 보아야 한다.

오랜 기간 누워 있는 사람에게는 욕창이 최고의 골칫거리이다. 하루에 여러 번 몸을 약간 들어 올려서 침대의 압박에 의한 순환장애를 막아야 한다.

뇌졸중 후유증에서 중요한 것은 한쪽 팔다리의 마비인데 그밖에도 힘살의 강직, 그리고 기억력과 사고력이 떨어지는 등의 장애가 뒤따른다. 이것을 예방하거나 정도를 가볍게 하기 위해 운동 훈련을 될수록 빨리 시작한다.

(2) 발작 1주일 후에는 적극적인 운동이 필요하다

마사지는 마비되어 있는 근육을 위주로 행해지며 온몸을 가볍게 쓰다듬는 느낌으로 진행하고, 발작 1주일 후에는 적극적으로 운동을 시작한다.

처음에는 다른 사람이 움직여 주어야 하지만 차츰 스스로 움직이기 시작해야 한다. 전신이 회복되지 못했다면 움직이는 부분부터 손을 쓸 수 있게 되면 움직이지 못하는 다른부위를 손으로 움직여 준다.

(3) 물리치료사의 조언을 받는 것이 좋다

증세가 안정되기 시작하면 운동을 적극적으로 실시하고 일어나는 연습도 시작한다.

앉은 상태나 누운 상태에서 자세를 바꾸는 것으로부터 시작해서 앉은 자세를 유지할 수 있을 정도가 되면 발의 운동과 함께 걷는 연습을 시작한다.

이러한 훈련법에는 개인마다 증세별로 차이가 있으므로 의사의 지도를 받고 별도의 물리치료가 행해진다면 치료사나 마사지 전문가의 조언을 받도록 한다.

2. 병원에서의 응급처치

뇌졸중이 의심되면 환자를 즉시 병원으로 옮겨 가능한 빨리 치료를 받게 해야 한다. 환자가 병원에 도착하면 다음과 같은 치료를 받게 된다.

1) 응급치료

우선 숨을 편안하게 쉬도록 하기 위해 가래를 제거하고 숨을 쉬는 관인 기도를 유지하기 위해 환자의 입에 긴 튜브(E-tube)를 삽입하고 인공호흡을 시키고, 가래를 뽑아주는 등의 기도 유지가 필수적이다.

2) 뇌경색 치료

뇌졸중을 일으킨 원인, 증세의 경중 및 진행 양상, 환자의 상태 등에 따라 가장 적절한 치료법을 선택하게 된다.

(1) 혈전용해제

뇌혈관이 막힌 지 수시간 이내에 환자는 즉시 혈전 용해제를 투여함으로써 혈관을 막고 있는 혈전을 녹여, 뇌 혈류를 재개 시켜야 한다. 뇌조직은 뇌 혈류가 차단되면 불과 몇 시간내에 돌이킬 수 없는 손상이 오므로 이러한 시간대 이내에 치료가 시작되어야 한다.

치료가 잘되면 즉시 증상의 호전을 보이기 시작하여, 수일 이내 완전히 증상이 회복되는 것을 볼 수 있다.

(2) 항혈소판제제

동맥 경화 상태의 혈관 벽에서 혈전이 생기게 되는데, 이를 방지하기 위해 항혈소판제제를 투여하여야 한다. 여러 가지 항혈소판제재들이 있으며 가장 대표적인 것이 '아스피린'이다.

(3) 항응고제

심장 질환에 의한 뇌전색증, 점점 진행하는 뇌허혈 증상, 일과성 뇌허혈이 빈발하는 경우 등에 피의 응고를 저지시키기 위해 사용한다. 과량 사용할 경우 뇌출혈이 생길 위험이 있으므로 투여 중 여러 번 피검사를 하여 피의 응고 상태를 적정 수준으로 맞추어야 한다.

(4) 수술치료 및 관혈적 치료

두개외 내경 동맥이 심하게 좁아진 경우, 뇌졸중의 재발 방지를 위해 ;내경동맥절제술 '을 할 수 있다. 그 외에도 최근에는 두개내 뇌동맥이 좁아진 경우' 풍선확장술 '을 시행하기도 한다.

3) 급성기 이후의 치료

일반적으로 뇌졸중 환자가 첫 1주를 무사히 넘기면 일단 위험한 시기는 지났다고 볼 수 있으며, 이후로는 계속 회복의 경과를 취한다. 그러나 이 과정 중에 여러 가지 합병증이 나타나 오랫동안 고생하거나 목숨을 잃을 수도 있다.

(1) 욕창 방지

뇌졸중 환자는 계속 누워 있는 경우가 많아서 엉덩이, 발뒤꿈치 등의 바닥과 닿은 부분에 혈액 순환이 잘 안되어 욕창이 잘 생긴다. 최소한 2시간마다 몸의 자세를 좌우로 바꾸어 주어야 하며, 물침대, 공기침대 등의 특수 침대를 사용하는 것도 좋은 방법이다. 일단 욕창이 생기면 잘 소독해 주어야 하며, 심하면 수술하여야 한다.

(2) 폐렴

뇌졸중 환자들, 특히 의식이 나쁘거나 음식을 삼키는 근육이 약한 환자에게서 음식이나 침이 목구멍으로 넘어가 폐렴의 원인이 되는 경우가 많다. 이런 환자들에겐 콧구멍에서 위강관 까지 연결해 주는 튜브(레빈 튜브)를 통해 음식을 공급하며, 회복 상태에 따라 입으로 음식을 섭취하게 한다. 또한 오랜 기간 투병으로 위장기능이 약해진 환자에게선 먹은 음식물이 역류하여 심한 폐렴에 걸리거나, 혹은 질식할 위험이 항상 있다.

(3) 배뇨 장애

뇌졸중에 의해 자율신경의 장애가 생겨 소변을 못 보거나, 혹은 너무 많이 보거나, 자신도 모르게 싸는 일이 생기는데, 이 경우 적절한 약물을 투여하거나 관을 넣어 주기적으로 소변을 뽑아주기도 한다. 아예 요도에 관을 계속 끼워 두는 수도 있는데, 이 경우 물론 감염의 위험은 있다.

(4) 재활 치료

일단 급성기를 벗어나면 재활 치료는 빠를수록 좋다. 전문적인 재활 치료는 재활의학 전문의에게 의뢰한 후 증세의 경중에 따라 병실에서 환자의 관절과 근육을 수동적으로 운동시켜 주는 것부터 시작해서 물리 치료실에서 여러 가지 기구를 사용한 체계적인 운동, 익살 생활 동작에 대한 훈련, 언어 치료 등에 이르기까지 매우 다양하다. 재활 치료는 환자에게 증세가 남아 있는 한 계속해야 하는 것이므로 퇴원 후에도 계속해야 한다. 환자, 의사, 가족이 삼위일체가 되어 끈질기게 시행해야 하는 치료인 것이다.

3. 뇌졸중의 예방

뇌졸중은 그 원인이 어느 정도 밝혀져 있어 조금만 주의를 한다면 충분히 예방이 가능한 병이다. 또한 일단 죽어버린 뇌세포는 다시 재생이 되지 않기 때문에 뇌졸중이 발생된 뒤라도 예방이 매우 중요하다. 따라서 다음의 뇌졸중 위험요인을 찾아 교정하여 향후의 뇌졸중을 예방하는 것은 중요하다.

1) 수분보충

수분은 건강을 유지시키는 데 중요한 역할을 한다. 우유나 차 종류라도 하루에 쥬스병 1병 혹은 3컵 이상의 물을 마셔야 한다.

2) 식습관 교정

식사방법과 건강은 밀접한 관계가 있다. 단백질은 동물성이나 식물성이나 뇌졸중 예방에 도움이 된다. 그러나 지방은 많이 섭취하게 되면 나쁘고 그렇다고 적게 섭취하는 것도 좋지 못하다. 식품의 종류로는 될 수 있는 대로 많은 것이 좋다. 육류, 어패류, 달걀, 우유, 콩류, 채소류, 과일류, 해초류 등 매일 각종 영양소를 골고루 섭취해야 한다. 또한 음식은 될 수 있는 대로 싱겁게 조리하도록 하며, 인스턴트식품, 가공식품, 저장식품 등을 많이 섭취하면 염분을 과잉 섭취하게 되므로 주의해야 한다. 될 수 있는 대로 자연식품의 맛을 그대로 지닐 수 있는 조리방법을 선택한다.

(1) 염분 섭취 제한
- 조리를 할 때 소금 대신 식초를 이용한다.
- 음식을 조리한 후 염분이 스며들기 전에 바로 섭취한다.
- 가능한 신선한 재료를 선택하여 엷은 맛으로 입맛을 돋우도록 한다.
- 염분을 많이 섭취한 경우 물을 마셔 소변으로 빠져나가도록 한다.
- 염분이 들어 있는 가공식품(통조림, 냉동식품, 치즈, 햄, 베이컨, 소시지, 라면 등), 젓갈류 등은 되도록 먹지 않는다.

(2) 콜레스테롤 섭취 제한

콜레스테롤은 하루에 300mg 이하로 줄이는 것이 좋으며 콜레스테롤이 많은 식품은 달걀노른자, 오징어, 간, 마요네즈, 명란젓, 성게 등이다. 반면 콜레스테롤이 적게 함유된 음식은 닭고기, 돼지고기, 소의 살코기이다. 또한 채소나 과일 종류에는 콜레스테롤이 거의 포함되어 있지 않다.

(3) 채소 섭취 권장

채소 및 과일류를 많이 섭취하게 되면 염분 섭취와 콜레스테롤 섭취를 제한할 수 있으며 변비를 예방할 수 있기 때문에 채소와 과일류의 섭취를 권장한다.

3) 체중 조절

비만은 체중이 표준체중보다 20% 이상 초과한 경우를 의미한다. 비만이 직접적으로 뇌졸중의 원인이 된다는 것은 입증되어 있지 않지만 비만으로 인해 유발되는 고혈압, 당뇨 및 고지혈증이 뇌졸중의 원인으로 밝혀져 있으므로 정상적인 체중을 유지하는 것이 좋다. 비만의 유형 중에서도 특히 배가 나온 경우가 더 위험하므로 적절한 운동을 통해 배가 나오지 않도록 주의하여야 한다.

4) 금연

흡연은 동맥경화를 일으키고, 혈액을 쉽게 응고시키며, 심장을 자극하여 심박동수를 불규칙하게 만들기 때문에 뇌졸중을 일으키는 중요한 요인이 된다.

5) 금주

음주는 뇌경색과 뇌출혈 모두를 일으킬 수 있지만 많은 양의 술을 한꺼번에 마신 경우는 뇌출혈을 더 잘 일으키는 것으로 알려져 있다. 또한 과다한 음주는 혈압을 급격히 상승시킬 수 있기 때문에 고혈압이 있는 사람이 며칠동안 계속해서 술을 마시는 것은 매우 위험하다.

6) 규칙적인 운동

(1) 운동의 종류
평소에 운동을 하지 않은 사람이라면 처음부터 격렬한 운동을 하는 것보다는 걷거나 수영과 같이 몸에 무리가 되지 않는 운동이 좋다.

(2) 운동 시간
뇌졸중의 경험이 있거나 고혈압이 있는 경우는 추운 날씨에는 운동을 하지 않는 것이 좋으며 이른 아침 운동은 삼가는 것이 좋다.

(3) 운동의 강도
적절한 운동 강도는 운동을 하는 동안 옆 사람과 이야기를 할 때 숨이 차지 않는 정도가 좋으며 운동을 처음 시작할 때는 낮은 강도로 시작하여 점차 운동의 강도를 증가시키는 것이 필요하다.

(4) 운동의 횟수
운동은 매일 조금씩 실시하는 것이 가장 좋으나 적어도 일주일에 3~4회는 운동하는 것이 좋다.

〈 뇌졸중에 대하여 잘못 알려진 상식 11가지 〉

1. '갑자기 증상이 발생했을 때에는 응급조치로 안정제를 먹여 안정시키고, 손발끝을 바늘로 찔러서 피를 빼 주는 것이 좋다.'
— 뇌졸중이 생겼다고 의심되면 지체 없이 신경과 진료가 가능한 병원의 응급실로 환자를 옮겨 신속히 치료하는 것이 제일 중요합니다. 뇌졸중이 생기면 많은 경우에 의식이 감소되므로 무리하게 안정제나 물을 먹이면 기도를 통해 폐로 넘어가서 치료하기 힘든 흡인성 폐렴을 유발할 수 있습니다. 또한 이 상황에서 손발끝의 피를 빼는 것은 도움이 되지 않으며 오히려 시간만 허비하여 빠른 치료에 방해가 될 수도 있습니다.

2. '노인이 되면 오는 병이기에 나이가 들면 피할 수 없다.'
— 뇌졸중은 '위험인자'에 의해 이차적으로 생기는 병입니다. '위험인자'란 뇌졸중을 유발하는 원인이 되는 병이나 요인들을 통틀어 가리키는 말로써 여기에는 고혈압, 당뇨병, 고지혈증(피안에 지방성분이 증가되는 병), 흡연, 비만, 먹는 피임약 등이 포함됩니다. 평소에 이 '위험인자'를 예방하고 잘 치료한다면 뇌졸중의 발생은 충분히 피할 수 있습니다.

3. '노인들에서만 생기는 병이므로 젊거나 중년의 나이에서는 걱정할 필요가 없다.'
— 식생활이 서구화되고 풍족해지면서 당뇨병, 고혈압, 고지혈증,

비만 등의 성인병이 증가되어 요즈음에는 중년의 나이에서도 뇌
졸중의 발생이 증가되고 있는 추세입니다. 젊은 여성이 먹는 피
임약을 복용하는 경우에도 뇌졸중의 위험성이 증가됩니다. 또한
목 혈관(경동맥) 주위에 외상을 받으면 혈관 안벽이 손상되고 이
로 인하여 뇌경색이 유발되기도 합니다.

4. '뇌혈관이 막혀서 생긴 모든 뇌경색은 뇌혈관을 뚫어주는 약을
   쓰면 완전히 회복될 수 있다.'
 - 뇌경색은 크게 혈전(피떡)에 의해 서서히 혈관이 막혀서 생기는
   '혈전성 뇌경색' 과 혈전이 심장이나 목의 큰 혈관(경동맥)에서
   생긴 후 떨어져 나와 뇌혈관을 막게 되는 '색전성 뇌경색' 으로
   나뉩니다. 혈관을 막은 혈전을 녹이는 '혈전용해술' 은 색전성
   뇌경색이 생긴 환자가 증상 발생 후 3시간 내에 병원에 도착
   한 경우에 시행을 고려할 수 있습니다. 이 치료에는 유로키나제
   나 티피에이 (TPA)와 같은 약물이 사용됩니다. 만약 이 치료가
   성공하면 증상은 완전히 없어지거나 상당히 좋아지지만, 일부
   환자에서는 뇌내출혈이 합병증으로 생겨서 생명이 위독해 지기
   도 하므로 신중한 결정이 필요합니다.

5. '다른 병처럼 일단 회복되면 더 이상 병원에 다닐 필요가 없다.'
 - '위험인자' 에 포함되는 고혈압, 당뇨병, 고지혈증 등은 완치되
   는 병들이 아니고 치료약을 복용하면서 평생동안 조절해 나가는
   병이 대부분입니다. 또한 뇌경색인 경우에 재발을 방지하기 위
   하여 항혈소판제나 항응고제도 계속 복용해야 하므로, 한번 뇌

졸중이 생겼던 환자는 대부분 평생동안 지속적인 치료를 받아야만 합니다.

6. '신체 마비가 일시적으로 생겼다가 하루 이내에 완전히 회복되었다면 진찰이나 치료를 받을 필요가 없다.'
— 일시적으로 마비가 생겼다가 회복되었다면 '일과성 허혈발작'이 생겼다고 볼 수 있습니다. 이것은 뇌졸중의 증상들(반신마비, 언어장애, 발음장애, 연하곤란, 비틀거림, 시야장애, 의식장애, 어지럼증, 복시현상 등)이 생긴 후 24시간 내에 완전히 회복되는 경우를 말합니다. 이것은 거의 모두 재발하여 뇌경색을 가져오므로 중대한 경고증상으로 받아 들여서 빨리 신경과 의사의 진찰과 치료를 받아 재발하지 않도록 해야만 합니다

7. '뇌졸중은 유전된다.'
— 대부분의 경우에는 뇌졸중 자체가 유전되지는 않습니다. 다만 흔한 '위험인자' 인 고혈압, 당뇨병, 고지혈증과 같은 병들이 유전되는 경향이 있기에 가족성으로 발생하는 경우가 많게 되고, 따라서 이 병들에 의하여 이차적으로 생기는 뇌졸중도 가족성으로 발생하는 것처럼 보이게 되는 것입니다. 만일 가족 중에 뇌졸중 환자가 있을 때에는 막연히 유전되지 않을까 걱정하지 말고 본인에게도 '위험인자' 가 있는지 검사를 받아 보는 것이 필요합니다.

8. '신체 마비 증상은 한번 생기면 회복되지 않는다.'
– 뇌조직이 한번 손상을 받으면 재생되는 것은 어렵지만 시간이 지나면 뇌기능이 재배치 되어서 신체 마비는 상당히 회복될 수 있습니다. 회복 기간은 보통 수개월 동안 지속됩니다. 이러한 회복을 촉진시키고 관절이 뻣뻣하게 굳어지는 것을 방지하기 위하여 체계적이고 지속적인 재활치료가 상당히 중요합니다.

9. '재활치료는 눈에 띄는 효과가 없기 때문에 장기간 받을 필요가 없다.'
– 재활치료는 후유증으로 신체기능의 장애가 남을 때에 기능회복을 위하여 시행하며 뇌졸중이 생긴 후 가급적 빨리 시작하여 체계적이고 지속적으로 하는 것이 좋습니다. 재활치료의 대상은 운동장애, 언어장애, 연하곤란(음식물을 삼키기 어려움), 경직(뇌졸중의 치료 중에 생기는 팔다리가 뻣뻣해지는 증상)과 같은 증상들입니다. 물론 이러한 재활치료가 단기간에 뚜렷한 효과가 없을 수도 있지만, 장기간 동안 꾸준히 시행하면 환자가 일상 생활에 적응하고 더 나아가 다니던 직장에 복귀하는데 커다란 도움이 됩니다.

10. '치매와는 전혀 무관한 병이다.'
– 드물게는 뇌의 '시상'이라는 특별한 부위에 작은 뇌경색이 생겨도 치매 증상이 생길 수 있지만, 이러한 경우는 흔하지 않습니다. 작은 뇌경색들이 이러한 특별한 부위가 아니더라도 뇌의 여러 곳에 반복적으로 생기면 뇌기능이 전반적으로 감소되어 치매

증상이 유발될 수 있습니다. 이러한 것을 '다발경색성 치매'라고 부르는데 중요한 사실은 알츠하이머병과 같은 퇴행성 치매와는 달리 뇌경색을 치료하면 증상이 상당히 호전되고 악화되는 것도 예방할 수 있다는 점입니다. 명심해야 할 것은 가벼운 뇌경색 증상이라도 반드시 치료하여 재발을 방지해야 한다는 사실입니다.

11. '뇌졸중은 침으로 다스려야 한다'
- 위에서 언급한 바와 같이 뇌졸중은 발생 후 몇 시간 이내의 적극적인 치료가 환자의 회복 정도에 가장 중요한 영향을 미칩니다. 그러므로 이때 침을 맞는다고 시간을 허비하게 된다면 오히려 증상을 악화시킬 수도 있습니다. 큰 규모의 한방병원에서 조차도 급성기에는 현대 의학적인 진단과 치료를 시행하려는 경향이 있다는 점은 시사하는 바가 크다고 하겠습니다.

제 9 장

암의 원인과 치유

1절 　암의 의학적 이해

2절 　암의 진단과 예방

3절 　암 치료를 위한 이해

제1절 암의 의학적 이해

1. 암의 정의

의학용어로는 악성 종양, 영어로는 갠서(cancer), 그리스어로 게자리(crab) 또는 궤양(ulcer)을 뜻하는 카르키노스(karkinos)에서 유래함. 게처럼 어느 부위에 딱 붙어서 잘 떨어지지 않고 겉모양이 딱딱함을 특징지어 명명됨. 한자어로 암(癌)은 암(岩)을 의미하며 바위처럼 단단한 덩어리를 뜻함.

2. 암의 기원(원인)

암은 정상세포가 변화해서 생긴 것으로 성장과 분열을 조절하는 정상적 통제기능이 작동하지 않은 결과이다. 정상 세포는 일정한 질서와 조화를 이루며 수명을 다 할 때까지 분화, 증식, 사멸을 되풀이 한다. 그런데 정상세포가 돌연변이로 발생한 암세포는 정상세포의 성질을 벗어나 분화나 증식의 이상을 초래하여 신체에 위협적인 존재가 된다.

3. 암세포의 특징

1) 통제를 받지 않고 무한 분열, 증식을 한다.
2) 형태, 모양이 불규칙하고 매우 공격적인 성격을 띠어 정상세포로 공급되는 영양물질을 빼앗는다.
3) 침윤, 전이되는 특징이 있다. 정상세포는 일정한 형태의 기능을 가진 채 자기 위치를 지키고 있지만 암세포는 세포수가 늘어나면서 조직내 주변조직으로 파고 들어가(침윤) 혈관이나 림프관을 통해 다른 장기까지 퍼지는(전이)특성이 있다.

4. 암의 발생원인

1) 흡연

흡연자는 비 흡연자에 비해 폐암 발생률이 13배 이상 높고 흡연자의 평균 수명은 비 흡연자에 비해 6년에서 8년이상 감소한다. 그 외의 각종 암 발생율도 흡연자가 발생율이 높다.

2) 술

음주와 관련된 대표적 암이 간암이다.

3) 음식

서구화된 육류나 지방섭취도 암 발생과 관련이 깊으며 당뇨나 고혈압, 허혈성 심장질환 같은 성인병과도 밀접한 관계가 깊다.

4) 감염

암은 전염병이 아니기 때문에 바이러스나 균이 직접적으로 암을 유발시키지는 않으나 최근 몇 가지 암은 바이러스 감염과 간접적으로 관련되어 있다는 사실이 밝혀졌다. 우리나라에 많은 B형 간염은 장기적으로 감염되어 있으면서 간경변증이나 간암을 일으킨다.

5) 환경오염

자동차 매연, 산업공해, 오존층 파괴등도 암의 원인이 되고 있다.

6) 수맥

수맥파는 숙면을 방해하고 평안히 잠자는 것을 방해한다. 정상적인 세포 분열을 방해하여 비정상적 세포가 증식 되도록 방치해 버리는 결과로 나타나는 현상이 암이다.

제 2 절 암의 진단과 예방

암의 진단은 발생된 병소나 종류에 따라 다르다. 다음은 미국 암학회(American Cancer Society)에서 제정한 7가지 경고 신호이다.

첫째, 대변이나 소변에 이상이 있다.(Change in bowel or bladder habits)
둘째, 부스럼이나 헌자리가 잘 낫지 않는다.(A sore that does not heal)
셋째, 비정상적인 출혈이나 분비물이 있다.(Unusual bleeding or discharge)
넷째, 유방이나 다른 곳에 멍울이 만져진다.(Thickening or lump in breast)
다섯째, 만성 소화불량이거나 음식을 삼키기 어렵다.(Indigestion or difficulty in swallowing)
여섯째, 사마귀나 만성적 반점이 급격히 커진다.(Obvious change in wart or mole)
일곱째, 기침이 계속되거나 이유 없이 목소리가 쉰다.(Naggingcoughor hoarseness)

1999년 대한 암 협회에서 제정한 9가지 암 부위별 위험 신호는 다음과 같다.

첫째, 위 : 상복부 불쾌감, 식욕부진, 소화불량이 계속 될 때
둘째, 자궁 : 이상 분비물이나 부정 출혈이 있을 때
셋째, 간 : 우상 복부에 둔통, 체중감소 및 식욕부진이 있을 때
넷째, 폐 : 계속되는 마른기침이나 가래에 피가 섞여 나올 때
다섯째, 유방 : 무통의 종괴 또는 유두 출혈이 있을 때
여섯째, 대장, 직장 : 점액이나 혈변이 나오고 배변습관에 변화가 있을 때
일곱째, 혀, 피부 : 난치성 궤양이 생기거나 검은 점이 더 까맣게 되고 커지며 출혈이 될 때
여덟째, 비뇨기 : 혈뇨나 배뇨 불편이 있을 때
아홉째, 후두 : 쉰 소리가 계속 될 때

1. 암의 진단 방법

1) 문진
2) 이학적 검사
3) 방사선 검사
4) 내시경 검사
5) 병리학(세포조직) 검사

2. 암의 병기

(1) 1기: 암이 국소적(local)으로 한정되어 있는 상태로 수술이나 방사선으로 치료 할 수 있다.
(2) 2기: 암이 지역적(regional)으로만 퍼진 상태로 수술, 방사선 치료가 우선되고 때로 항암 치료가 동반된다.
(3) 3기: 암이 지역적으로 퍼지면서 주위 림프절 혹은 혈관으로 침범하여 다른 곳으로 전이될 소지가 매우 높기 때문에 국소적 치료가 불가능하며 전신적 항암 화학 요법이 우선정으로 적용된다. 경우에 따라 국소치료(수술 혹은 방사선 치료)가 동반되기도 한다.
(4) 4기: 암이 림프절 및 혈관을 통하여 다른 장기까지 전이된 상태로 전신적인 항암 화학요법이 적용된다.

3. 암의 예방

세계보건기구(WHO)의 자료에 따르면 모든 암의 30%가 예방이 가능하고 약 30%의 환자는 조기에 발견하여 완치가 가능하다. 잘못된 환경 및 식생활, 생활습관을 개선시키면 그만큼 암의 발생도 줄어든다.

제 3 절 암 치료를 위한 이해

암은 환자에게 있어 심리적, 육체적으로 매우 심각한 변화를 일으킨다. 불치의 병에 걸렸다는 생각, 죽음에 대한 예감, 중요한 신체 부위의 상실, 가족으로부터의 격리, 친구들로 부터 소외, 신체적 활동의 장애등으로 환자는 큰 충격에 휩싸이게 되면 자신감을 상실하기 쉽다.

암의 치료법으로 수술, 방사선 치료, 화학요법과 생물학적 요법이 있으며 취근 식이요법등의 대체 의학도 치료방법으로 증가하고 있다. 그러나 가장 중요한 것은 평소의 생활습관과 식생활 태도이다.

1. 암의 종류

(1) 위암

(2) 유방암

(3) 자궁경부암

(4) 간암

(5) 대장암

2. 암 관련 뉴스

뉴스출처:chosun.com

"암사망 10년간 10% 급증… 작년 사망원인의 24% 차지"

암에 걸려 숨진 사람이 지난 10년간 10% 이상 증가하는 등 암사망자가 크게 늘고 있다. 특히 그동안 가장 높은 사망률을 보였던 위암 대신 지난해에는 폐암으로 숨진 사람이 가장 많았다.

통계청이 26일 발표한 '2000년 사망원인 통계조사'에 따르면, 지난해 하루 평균 678명씩 사망해 연간으로는 모두 24만7000명이 숨진 것으로 나타났다.

사망 원인을 살펴보면 암으로 5만8042명이 사망해 사망률이 가장 높았고, 다음이 뇌졸중 등 뇌혈관질환, 심장질환, 교통사고, 간질환 순으로 나타났다. 암에 의한 사망이 전체 사망에서 차지하는 비중은 90년 20.1%에서 2000년 23.7%로 높아졌다.

암 중에선 폐암·대장암·췌장암·유방암·전립선암 사망자가 증가하는 반면, 위암·간암·자궁암 사망자는 줄어드는 것으로 나타났다. 또 식생활이 서구식으로 바뀌면서 심근경색 등 허혈성 심장질환으로 죽는 사람이 지난 10년간 갑절로 늘어났다.

국립암센터 박재갑 원장은 "위암 등 기존에 흔히 발생하는 암의 조기진단에만 신경쓰다가 대장암 등 의외의 암에 걸려 오는 환자들이 최근 늘어나고 있다"며 "50세 이후에는 대장내시경을 정기적으로 받을 필요가 있다"고

말했다. 또 남자 사망률이 여자에 비해 1.2배 높게 나타났으며, 특히 40~50대 남성들은 암으로 인한 사망률이 같은 연령의 여성보다 3배나 높았다.

노인자살이 급증하면서 자살도 지난 10년간 49%나 늘어났다. 교통사고 사망률은 영국·독일·일본·오스트리아 등 선진국보다 2~4배나 높아 후진성을 드러냈다. (김기훈기자 khkim@chosun.com)

"뇌종양, 30~40대에 가장 많다"

50, 60대에게 찾아오는 '황혼의 질병'으로 알려졌던 뇌종양이 실제론 30, 40대에게 가장 많이 발병하는 것으로 조사됐다.

삼성서울병원 신경외과 남도현(南道鉉) 교수팀은 지난 1995년부터 2004년까지 10년간 뇌종양 진료환자의 연령 분포를 분석한 결과, 30대와 40대가 각각 23.8%(3587명)와 21%(3153명)로 전체의 40% 이상을 차지했다고 밝혔다. 이는 40대 후반~60대 초반 환자가 많은 미국에 비해 뇌종양 발병시기가 10년 이상 빠른 것이다.

이 뇌종양에 걸릴 확률이 높은 것으로 조사됐다. 여성은 10년 간 8807명이 뇌종양 진료를 받은 반면, 남성은 같은 기간 6205명이었다.

남 교수는 "진단기법의 발달과 뇌종양에 대한 일반의 관심 증가가 조기 발견의 원인"이라며 "여성 환자가 많은 것은 뇌종양의 일종인 수막종이 여성호르몬과 관계 있는 질환으로 여겨지기 때문"이라고 설명했다.

뇌종양의 정확한 발병원인은 아직 밝혀지지 않았지만, 두통이 심해지거나 보행장애, 신체 마비, 뇌신경 장애로 인한 시력저하, 복시, 안면마비 등의 증상이 나타나면 일단 뇌종양을 의심하고 즉시 진료를 받는 것이 좋다.

〈표 9-1〉 지난 10년간 삼성서울병원의 뇌종양 외래환자수

연령	~10	10대	20대	30대	40대	50대	60대	70대	80~
환자수	436	1356	2291	3587	3153	2757	1175	250	7

암 완치자들의 홈커밍데이 [05/11/16]

'암 완치자들의 홈커밍 데이(Homecoming day)'. 원자력의학원(옛 원자력병원)은 개원 42주년을 맞아 원자력병원에서 암 치료를 받은 10년 이상 장기 생존자 가운데 생존 기간이 긴 환자들에게 암…

암 치료제 '지백스', 환자 생존률 크게 높여 [05/11/16]

미국의 셀 게네시스(Cell Genesys) 제약회사가 개발한 암 치료백신 지백스(Gvax)가 췌장암 환자의 생존기간을 연장시키는 효과가 있는 것으로 밝혀졌다. 미국 존스 홉킨스 대학 의과대학 종합암센터의…

[자기 癌과 싸우는 의사들] "암 수술 한국이 최고… 외국 갈 필요없어" [05/11/16]

'자기 암(癌)과 싸우는 의사들'에 대한 암환자와 그 가족들의 반응은 뜨거웠다. 본지가 지난 11일부터 의사들의 암투병 이야기를 잇달아 소개하면서 그들의 암 투병 '노하우'를 배우려는 문의 전화와 이메일이 …

암 증식 억제하는 RNA 캡슐 실험 성공 [05/11/15]

암 증식과 관련된 유전자의 작용을 멈추게 하는 리보핵산(RNA)을 매우

작은 캡슐에 넣은 뒤 환부로 보내 암을 억제하는 동물실험이 성공했다. 15일 아사히(朝日)신문에 따르면 도쿄대학 연구진은 동맥경화나 ...

독가스에서 나온 물질로 항암 치료 [05/11/15]

제 2차 세계대전 중 미국 배 한 척이 이탈리아의 바리 항에서 독일군에 의해 격침됐다. 이 배에는 독가스인 일종인 '머스타드질소' 가 100 t 이나 실려 있었다. 승선 중이던 병사들이 가스에 노출됐고 며칠 후 ...

유방 절제 · 재건 성형술 동시에 해도 안심 [05/11/15]

유방암 절제 수술과 동시에 유방 복원 성형수술을 받으면 암 재발률이 높아진다는 기존의 인식을 뒤엎는 조사결과가 발표됐다. 서울아산병원 유방암 수술팀이 1996~2002년 이 병원에서 수술 받은 유방암 환...

늦둥이 딸, 유방암 잘 걸린다 [05/11/15]

"내가 태어날 때 우리 아빠 나이가 몇 살이었더라?" 태어날 때 아버지 나이가 많은 여성은 유방암에 걸릴 확률이 높은 것으로 나타났다. 서울대의대 예방의학교실 최지엽 · 강대희 교수팀은 8일 "출생시 아버...

[자기 癌과 싸우는 의사들]"노래하며 운동하라, 면역세포 자라게…" [05/11/15]

이희대(李羲大 · 53) 교수는 영동세브란스병원 암센터 소장이다. 암과 싸우던 그는 2003년 직장암에 걸렸으며 이후 암은 간과 골반뼈로 퍼졌다. 대장 절제와 간 전이암 수술 등을 세 차례 받았고 항암치료를...

[자기癌과 싸우는 의사들] "대체요법등 쓸데없는 藥 먹지 말라"
[05/11/14 09:57]

한만청(韓萬靑 · 71) 전(前) 서울대병원장은 1998년 간암으로 오른쪽 간 거의 전부를 암과 함께 잘라내는 대(大) 수술을 받았다. 그것으로 끝날 것 같았던 암과의 싸움은 간암이 폐로 전이되면서 본격 시작됐...

[자기癌과 싸우는 의사들] "1% 생존율에도 희망주는 의사 만나라"
[05/11/13 17:20]

'산부인과 의사 홍영재(洪榮載 · 62)'는 국내 산부인과 개업가의 대표 브랜드였다. 과장되게 표현하면 2001년까지 기혼 및 불임여성 사이에서 그를 모르는 사람이 없을 정도였다. 개인의원이었지만 한 달에 분만...

〈 간질환 〉

간암관련 유전자군 찾아내 [05/10/24 11:57]
간암 진행 과정의 단계와 관련된 유전자가 대량으로 발굴됐다. 가톨릭대학교 의과대학 미세절제유전체학연구소 이정용, 남석우 교수팀(병리학)은 자체 개발한 인간 유전자 1만 9천 개로 구성된 올리고 타입의 ...

술 보다 비만이 간에 더 나쁘다 [05/10/21 10:37]

비만이 알코올보다 간을 더 많이 손상시키는 요인일 가능성이 있다고 호주 한 의학 연구팀이 밝혔다. 호주 웨스턴 오스트레일리아 대학 연구팀은 2천600명 이상을 대상으로 음주 습관과 키, 몸무게 등을 조…

간이식 수술 1000회 돌파한 이승규 교수 [04/11/20 14:17]

서울아산병원 일반외과 이승규 교수(55)는 한번에 15시간 이상 걸리는 생체 간(肝)이식 수술을 1주일에 3~4건이나 한다. '틈틈이' 간암 수술하고 외래 진료 보느라 그야말로 눈코 뜰 새 없이 바쁘다. 지…

생약성분 간염치료제 '헤파가드정' 개발 [03/06/17 17:34]

생약성분의 새 간염 치료제가 국내서 개발됐다. 부작용이 거의 없고 약 복용을 중단하더라도 재발율이 낮아 기존 치료제와 함께 사용하거나, 기존 치료제가 듣지 않는 사람에게 사용할 수 있을 것으로 기대를…

B형간염 새 치료제 '헵세라' 정 공급 [03/05/27 17:28]

새로운 B형 간염 치료제 '헵세라' 정이 시판 허가가 나기 전에 환자들에게 투여되는 동정적 요법으로 국내에 공급된다. 식품의약품안전청은 20일 "미국과 유럽 국가에서 시판 허가를 받고 판매되고 있는…

〈 건강기능식품 〉

에스더의 영양이야기〈5편〉- "짜증내는 아내에게 칼슘제를 선물하세요."

※ 칼슘제 제대로 복용하는 방법

　제 환자의 사례입니다. 평소 불면증에 시달리던 50대 여성분이셨는데요, 뱃살을 줄이기 위해 다이어트를 시작하면서 여성 호르몬제를 복용하고 있는데도 괜히 짜증이 나고 불안해지고 불면증이 더 심해졌다는 것입니다. 밤이면 온몸이 여기저기 쑤시고, 낮에는 남편과 아이들에게 툭하면 소리를 지르고 예민하게 반응해 가족들과도 불화가 끊이질 않는다는 것입니다. 심각한 상황이 되어 남편과 함께 클리닉을 방문했습니다.

　우선 건강검진을 한 후 아무런 이상이 없고 폐경이 아닌 것을 확인한 후 식사습관을 분석해 보았습니다. 예상대로 이 여성이 섭취하는 칼슘량은 하루 500mg도 되지 않았습니다. 폐경기 여성의 경우 하루 1200~1500mg 정도의 칼슘이 필요한데, 이 여성은 하루 필요량의 반도 섭취하지 못하고 있었습니다. 우유도 마시면 배가 아프고 설사를 자주한다고 거의 마시지 않고 있었습니다.

　이 여성에게 하루 500mg 정도의 칼슘제를 처방하고 요구르트와 저지방 우유 반 컵을 하루 두 번씩 마시도록 했습니다. 우유를 마시면 배가 아프고 설사를 하는 분들의 경우 소량씩 나누어 마시면 증상이 호전되기 때문입니다. 한달 후 병원을 다시 방문한 남편은 아내의 불면증이 한결 좋아지고 짜증도 덜 내게 되어 가족들과도 잘 지낸다면서 기념일에는 앞으로 좋은 칼슘제를 선물해야겠다고 웃으며 말씀하시더군요.

　이 여성의 경우처럼 폐경기 여성에게 가장 부족하기 쉬운 영양소 역시 칼슘입니다. 칼슘은 물론 음식으로 드시는 것이 가장 좋습니다. 가장 좋은 칼슘의 공급원으로는 우유와 치즈와 같은 유제품으로, 이들은 칼슘의 함량도 높고 체내 이용률도 높습니다. 만약 우유에 대한 알레르기나 유당불내성(우유를 마시면 설사를 하는 증상)이 있는 경우에는 요구르트와 같이 발효 유제품을 마시거나 바나나 우유, 초코 우유 등 다른 성분이 첨가된 제품을 드시면 됩니다.

　유제품 외에도 멸치, 뱅어포 등 뼈째 먹는 생선, 콩과 두부, 해조류, 조개류, 견과류, 녹색채소, 전곡(정제되지 않은 곡물) 등에도 칼슘이 들어 있습니다. 그러나 곡류에 들어 있는 칼슘 성분은 피틴산 성분이 많아 유제품의 칼슘 보다 흡수되기가 어렵고 시금치나 무청 같은 채소류에는 수산 성분이 많아 칼슘의 흡수율이 떨어집니다.

　칼슘의 흡수율은 함께 섭취하는 음식의 성분에 의해 많은 영향을 받습니다. 단백질(아미노산), 비타민D, 비타민C, 유당, 포도당, 펩타이드 그리고 적절한 양의 인은 칼슘의 흡수를 도와줍니다. 반면 과량의 인, 식이섬유, 탄닌산, 수산, 피틴산, 지방 등은 칼슘의 흡수를 방해합니다. 다양한 아미노산과, 유당을 포함한 우유의 칼슘이 흡수가 잘되는 이유가 바로 여기에 있습니다.

　그런데 다이어트 등으로 식사량이 줄거나 우유를 못 마시는 경우 식사만으로 칼슘섭취가 부족한 경우가 많습니다. 특히 폐경이 된 여성이나 65세 이상인 분들은 1500mg의 칼슘을 음식만으로 섭취하기란 실제로 어렵습니다. 음식으로 보충하려면 멸치의 경우 종이컵으로 가득 담아 4~5컵 이상을 먹어야 하며 순두부의 경우도 5컵 이상을 매일 먹어야 합니다. 멸치를 매일 5컵씩 먹으면 칼슘은 많이 섭취할 수 있지만 원하지 않는 염분이 같이 들어오기 때문에 혈압에는 좋지 않습니다. 따라서 필요한 경우 칼슘제를 복용할 필요가 있습니다.

칼슘보충제에서 실제 칼슘의 양은 일반적으로 표기된 양이 아니라는 점을 꼭 기억해야 합니다. 일반적으로 표기된 칼슘의 양은 칼슘염 전체를 표시해 둔 것으로, 칼슘량을 계산할 때에는 칼슘염에 들어 있는 실제 칼슘 양에 근거해서 계산해야 합니다. 예를 들어 탄산칼슘(calcium carbonate)에는 실제 칼슘이 대략 40% 정도가 들어 있습니다. 칼슘보충제가 탄산칼슘의 형태이고 그 양이 1000mg이라고 적혀있다면 실제 칼슘양은 1000mg의 40%인 400mg이 들어 있다는 뜻입니다. 구연산칼슘(calcium citrate)의 경우에는 칼슘 함유량이 더 적어 실제 칼슘이 칼슘염의 20% 정도만 들어 있습니다.

또한 칼슘보충제는 그 종류에 따라 복용시간이 달라져야 합니다. 일반적으로 탄산칼슘의 경우, 흡수되는데 위산의 도움이 필요하므로 식사를 한 직후에 복용하는 것이 좋습니다. 반면 구연산칼슘은 흡수되는데 위산의 도움이 필요 없기 때문에 언제 복용해도 상관이 없습니다. 위산이 적은 노인의 경우 구연산 칼슘제가 좋습니다. 또한 구연산 칼슘의 경우 탄산칼슘에 비해 위장장애가 적어, 평소 위장장애로 칼슘제를 못 드시는 분들은 구연산 칼슘제를 드시면 됩니다.

또 한 가지 알아야 할 사실은 섭취하는 칼슘의 양에 따라 뼈에 축적되는 칼슘의 양이 한없이 증가하지는 않는다는 점입니다. 오히려 너무 많은 양의 칼슘을 한꺼번에 섭취하면 칼슘의 흡수율이 떨어집니다. 따라서 칼슘 보충제를 복용할 때는 한꺼번에 많은 양을 섭취하기보다 한번에 500~600mg 정도로 나누어 섭취하는 것이 좋습니다. 500mg 이상의 칼슘을 한꺼번에 섭취하는 경우 칼슘 흡수율이 감소하기 때문입니다.

3. 건강관련 책을 참고

(물로 건강해진다--마스시다 가즈히로 저서를 요약)

1) 좋은 물의 3가지 요건

첫째, 물분자의 클러스터가 작다.

'물'은 1개의 물 분자로 존재하는 것이 아니라, 수많은 물분자 집단(덩어리)이 모여 이루어진 물질이다. 이 집단을 '클러스터'라고 하는데, 클러스터가 작은 물일수록 효소의 힘을 발휘하여 기름을 녹이는 힘(계면활성력)이 높아진다. 따라서 이러한 물은 우리 건강에 도움을 준다.

둘째, 체내 효소와 항산화 물질의 힘을 저하시키지 않는 물이 좋다.

인체는 수많은 효소 작용을 통해 생리적 반응이 진행되는데, 그러한 효소는 물에 의해 움직이게 된다. 물이 효소의 힘을 저하시키면 효소가 우리 인체에 도움을 줄 수가 없다.

셋째, 계면 활성력이 높은 물이 좋다.

물과 기름은 서로 섞이지 않지만, 좋은 물은 기름을 녹인다. 좋은 물은 체내의 지방조직에 축적된 다이옥신등의 독물을 녹여 체외로 배출시키므로 건강유지에 도움을 준다.

2) 물의 힘

첫째, 노화의 속도를 늦춘다.

둘째, 치매증을 예방한다.

셋째, 건강한 아기를 낳는다.

우리는 흔히 '마음은 가슴에 있는 것'으로 알고 있다. 그러나 마음은 뇌의 작용을 나타낸다. 따라서 뇌가 정상적으로 기능해야만 정상적인 마음 상태가 유지된다고 할 수 있다.

뇌의 정보가 체내 구석구석 전달되는 것을 활동전위(신경세포를 흐르는 전기)라고 하는데, 여기에 관련되는 것이 미네랄성분(칼슘과 칼륨등 금속이온)이다. 미네랄 성분은 물과 균형 잡힌 음식을 충분히 섭취하는 것이 가장 좋다. 오늘날 청소년 마음이 황폐해진 원인중 하나가 질이 나쁜 물과 미네랄이 결핍된 식생활에 따른 것이라는 연구 결과가 있다.

3) 건강한 사람의 뇌는 75%가 물이다

건강한 사람의 뇌는 75%가 물로 되어 있다. 그런데 치매증에 걸린 사람들의 뇌 조직을 MRI로 조사해 보면 뇌에 수분이 줄어 있고 수축되어 있으며 뇌 내를 둘러싼 혈관내의 혈류도 결핍되어 있다.

4) 혈액의 82%는 물이다

동물 실험결과 일단 마신 물은 1분 이내에 뇌에 도달한다고 밝혀졌다. 그러므로 치매를 예방하려면 매일 좋은 물을 뇌로 보내 혈액의 흐름을 활발하게 하도록 한다.

5) 여성이 마신 물은 1분이내에 난소와 자궁에 도달한다

한 통계에 의하면 연간 평균 3-4kg의 식품 첨가물이 우리 체내로 들어온다고 한다. 특히 여성의 경우, 몸에 좋지 않은 포도당이나 쇼당으로 가공된 콜라나 쥬스를 너무 많이 마시면 체내의 양수가 오염되고 만다. 오늘날 문제가 되고 있는 '아기나 아이들의 아토피성 피부염'의 주된 원인은 엄마의 양수가 오염된 결과라고 한다. 피부가 갈라지고 거칠어지는 것도 혈액의 오염 때문이다.

피부는 혈액의 거울이라고 한다. 그러므로 혈액을 오염시키는 음료수나 음식물을 입에 대지 않도록 한다.

6) 세포내의 물은 3개의 층으로 구분된다

(1) 세포와 직접 결합한 물- '결합수' 라고 하며 체액의 물보다 10만배 이상 느리고 영하 80도에서도 얼지 않는다.

(2) 결합수를 에워싸는 제2의 물로 (이 물도 결합수가 된다) 체액의 물과 비교해 100배에서 1만 배로 늘리며 영하 10-20도에서도 얼지 않는다.

(3) 가장 외측에 있으며 빨리 움직이는 물로 '자유수' 라고 하며 보통 물과 같이 0도에서 얼어버린다.

연령이 젊을수록 모발내의 물은 결합수로 되어있다. 그런데 나이가 들면 자유수의 비율이 증가한다. 자유수는 쉽게 증발하는 성질을 갖고 있기 때문에 모발이 푸석푸석해진다. 모발은 피부와 마찬가지로 체내의 독소와 노폐물을 배설하는 기능이 있기 때문에 일정기간마다 잘라주어야 한다.

7) 쥬스를 많이 마시면 정신이 불안해진다

포도당이 들어 있는 주스류의 과다섭취는 다음과 같은 위험성이 있다.

포도당은 성장기 어린이들의 뼈 형성과 정신안정제 역할을 하는 '칼슘'을 대량으로 소비한다. 포도당 과다섭취로 인한 비만아, 고혈압, 당뇨병에 걸린 아이들은 정신도 불안정하기 때문에 행동 장애가 나타난다.

8) 정신안정제 역할을 하는 칼슘

체내로 들어온 과잉 당분은 그 대사과정에서 칼슘을 대량으로 소비한다. 그 결과, 체내 칼슘이 결핍하면 뼈와 치아가 약해진다. 칼슘은 신경조직을 유지해나가는 아주 중요한 역할도 한다. 칼슘이 부족한 경우 근육이 경련을 일으키거나 짜증을 잘 내게 된다.

동물실험에서 쥐에게 칼슘을 줄이면 서로 잡아 먹는 걸 관찰하게 된다. 그 이유는 칼슘 부족으로 난폭해졌기 때문이다.

9) 채소를 수돗물로 씻으면 비타민C가 30% 파괴된다

10) 물은 클러스터 상태로 존재한다

클러스터란 포도송이를 뜻하는 말로써 물분자가 마치 포도송이처럼 '동적구조'를 갖고 있기 때문에 붙여진 이름이다. 클러스터가 작다는 것은 물분자 집단의 움직임이 활발하다는 것을 의미한다. 클러스터가 작은 물일 수록 약이 효과가 커지는데 이는 클러스터가 작을 수록 약을 보다 잘 흡수하기 때문이다. 그러므로 약의 양을 줄일수 있다.

11) 좋은 물은 기름을 잘 녹인다

고기류를 먹고 나서 좋은 물을 마시면 소화가 잘 되는걸 느낄 수 있다. 그런데 음식을 먹은 후에 콜라 등을 마시는 것은 매우 해롭다.

제 10장

임종을 위한 호스피스 간호

1절 임종간호

2절 임종환자의 가족 이해

3절 호스피스의 이해

제 1 절 임종 간호

과거에는 가정에서 이루어지던 출생과 죽음이 오늘날에는 대부분 병원에서 이루어지고 있다. 현대의학의 발달로 인해 많은 이들이 심리적으로도 의학에 기대를 걸게 되고 불치의 병까지도 치유기간이 연장되는 가운데 병원에서 죽음을 맞이하는 경우가 많아지게 되었다. 의학은 치료 효과가 있을 때에 제 역할을 하게 되지만 치료 효과가 절망적인 때에는 간호기능만이 남게 된다. 현대사회에서는 가정 밖에서의 임종이 자연스러워지고 있고 가족의 역할 또한 자연스럽게 간호의 역할로 이양되면서 죽음에 대한 정의가 변화되었다. 개인의 죽음은 위엄 있게 사회 문화 속에서의 질서에 따라 맞이하게 되나 집단의 죽음에서는 인간이 예방적 조치를 취하였다면 죽음을 면할 수도 있었다는 다분히 생명연장의 가능성을 예시하였다. 복지사회화 및 의료시설 발달로 인해 과거에는 입원하지 않던 말기환자의 입원이 증가되고 있고, 임종을 맞는 인간의 심리를 많이 고려하게 되면서 임종을 맞는 환자뿐 아니라 그 가족을 대상으로 한 간호의 중요성이 더 높아졌다. 사망원인으로서 만성병이 증가해 불치라고 판정되는 순간부터 임종에 이르기까지 시간적으로 길어졌기 때문이다.

1. 생명존엄과 죽음의 이해

현대의학의 부작용으로 인해 새삼 생명의 존엄성을 현대인에게 각성시키는 추세다. 생명과 건강은 인간의 기본권리이며 이에 대한 일반 대중의 각성이 높아지고 환자의 권리 헌장과 같은 주장으로 행동화하는 추세를 보이고 있다. 생명의 존엄성은 수태 순간부터 임종에 이르기까지 연속과 아울러 죽음의 정의는 사회문화적, 철학, 신학적, 의학적 견지에서 이론적으로 견해를 밝히고 있다.

1) 철학적 관점

철학에서는 죽음에 대한 태도를 인생의 한 단면으로 본다. 이 세상은 다만 지나가는 것으로 완곡하게 대하는 경향이 있으나 반대로 죽음을 무기력한 상태, 파괴를 피할 수 없는 공포스런 상태로 개념화하는 것이 보통이다. 죽음에 대한 태도는 개인의 심리적 성숙도와 성격에 달려있다.

2) 사회적 관점

현대사회에는 안락사, 장기이식 등의 사회윤리적 측면과 전문인의 윤리가 대두되는 문제를 낳고 있다. 죽음에 대하여 몇 가지 정의를 보면

(1) 신체적 죽음(somatic death)으로 심장박동이나 호흡과 같은 활력 기능의 정지한 상태를 말한다.

(2) 심장죽음 (cardiae death)으로 심전도에 의해 확인되어진 심장 박동의 정지한 상태이다.

(3) 뇌사상태(brain death)로서 무수용성(unreceptivity), 무반응성 (unresponsivity), 무호흡, 부동적 자세, 무반사, 뇌파의 무반응에 의해 정의된다.
(4) 임상적 죽음(clinical death)으로 죽음 기술적으로 선고하기 전에 신체 검사 할 때 사망의 증상이 나타난 것이다.
(5) 생물적 죽음 (biological death)으로 세포 활동의 정지이상과 같이 죽음 판단하는 기준은 각각 그 측면을 달리하고 있어 하나의 사례가 발생하여 이것이 사회와 법적 판단을 요구할 때 죽음에 대한 정의 및 기준이 요구된다.

우리나라에서는 1983년 11월 21일 대한의학협회에서 "심장기능 및 호흡기능과 뇌반사의 불가역적 정지 또는 손실을 죽음이라 한다." 여기의 뇌반사의 단정 기능은 ①외부의 자극에 대하여 반응이 없는 깊은 혼수상태 ②호흡정지 상태, 모든 뇌반사 소실 ③이상의 상태로 12시간 이상 경과되었을 때로 하고 있다.

3) 인간 상호관계적 관점

죽음의 문제는 아무리 임상적으로만 취급한다 할지라도 인간 상호관계 속에서 일어나는 일임을 어찌 할 수 없다. 불치의 병이나 임종에 이르는 사람은 강한 심리적 동요를 느낀다. 주위의 사랑하는 가족들이나 친지에 의해서도 죽음 수용하는 자세 또는 수용에 못 미치거나 거부하는 태도 등으로 나타난다. 거부감의 목적은 위험을 회피하고자 하는 것이고 사랑하는 사람을 상실하는 것을 예방하고자 하는 것이다. 이때 현실에 대한 재인식이 필요하다. 거부감의 등급은 ①쉽게 확인이 되는데 문제를 가진 사람의 보고나 인지, 객관적인 관찰자의 인지적 사실과는 분명한 차이가 있기 때문에 질병에 대하여 일차적으로 어떻게 인지하느냐에 달렸다. ②첫째 순위의 거부감 뒤에 나타나는데 질병의 무서운 결과에 대한 지식이 있음에도 불구하고 자신의 장래에 대하여 걱정하는 것을 거부하는 경우에 질병 발생 사실을 부인하고 그 질병으로 인한 어떤 위협감마저 무시되는 것이다. ③치료 불가능한 질병의 결과는 죽음이라는 것을 거부하기 때문에 죽음 자체에 대하여 거부하는 것이다.

4) 의학적인 관점에서의 죽음

죽음의 유형에 따라 몇 가지로 죽음과 삶의 의미를 분류할 수 있는데

(1) 임상적 사망(clinical death)

호흡이 없고, 심장이 정지된 상태, 뇌 활동도 중지된 상태이다. 불가역적은 아니다. 사망한지 얼마 안 되는 경우 치료가 적절히 주어지면 다시 뇌기능을 포함해서 심장의 기능 회복도 가능할 수 있다.

(2) 생물적 죽음(biological death)

심폐소생술이 실패하면 임상사망 선고 이후 필연적으로 나타난다. 뇌신경(cerebral neuron)으로 시작해서 모든 조직이 괴사되는 과정이다. 혈액이 순환되지 않고 약 1시간 후면 심장, 신장, 폐 등의 괴사되기 시작하며 약 2시

간 후면 같이 괴사되기 시작하고 피부는 더 몇 시간 또는 몇 일이 지나면 괴사되기 시작한다.

(3) 뇌사(cerebral death : cortical death)

대뇌 특히 신피질(neocortex)의 불가역적 파괴를 의미한다.

brain death는 대뇌, 소뇌, 중뇌, 뇌간의 활동이 모두 정지된 전반적인 뇌의 죽음(total brain death)을 의미한다. cerebral death와 brain death는 간혹 심폐소생술에 의해 외관상으로는 순환상태의 회복을 보이며 신경학적 상태의 일시적인 증상 호전이 있을 수도 없을 수도 있다. 대부분의 의학계, 법조계의 권위자들은 현재 '죽음'을 뇌사(brain death)로 정의하고 있다.

(4) 사회적 죽음(social death)

지속적인 식물인간 상태를 의미한다. 환자는 무의식, 무반응 상태이지만 뇌파활동은 많이 나타나고 신체 반사작용이 남아있다. 인간적 특성인 각 개인의 인격, 의식, 독특성, 기억, 판단, 추리, 행동, 향락, 근심 등이 정지된 상태로 사회적 상호 작용 능력이 불가역적으로 정지되어 있으므로 죽음상태라고 보는 견해이다.

2. 임종환자의 심리

1) 임종환자의 단계별 심리특성

정신분석학자 퀴블러 로스(Kubler-Ross, 1969)는 Death and dying에서 죽음에 임박한 환자들과의 직접면담을 통해 이들의 심리과정을 조사하고 죽음에 대한 인간의 반응을 5단계로 나누어 설명하였다.

(1) 첫 단계 : 거부감(denial)

병원에서 죽음을 예견하고 진단했을 때 그 진단에 대하여 심하게 반발하고 거부하는 심적인 거부감이다, 현실감이 없고 사고(thoght)의 이용이 제한적이다. 개인적 특성에 따라서 거부감은 일시적일 수 있다. 이와 같은 거부감은 "나에게 그러한 일이 일어날 수 없어, 난 믿을 수 없어" 등의 표현이 나타난다. 자신이 죽을 수밖에 없다는 상황에 직면했을 때 보이는 첫째 반응은 우선적으로 충격이다. 준비되지 않은 상황에서 이를 의사나 가족에 의해 듣게 되면 심한 충격감에 휩싸이며 이를 제대로 받아들이지 못하고 혼란에 빠지게 된다. 이러한 사실을 받아들이지 못해 현실을 부정하게 되는 것이다. 이러한 경우에 대부분 환자들은 의사의 오진을 바라며 여러 병원을 전전하며 반복적인 검사를 하게 된다. 심한 경우는 현실을 부정하며 치료를 거부하기도 하고, 자신의 이루어질 수 없는 희망을 들어줄 수 있는 사이비 치료자 등을 찾기도 한다. 이들의 좀처럼 현실을 인정하려 하지 않고 자신에게 병이 없는 것처럼 행동하기도 한다. 이들을 대할 때 중요한 점은 이들이 직면한 사실을 의료진이 알고 있으면서도 모르는 척 행동하거나 환자와 같이 이를 직면하려 하지 않을 경우 치료에 도움이 되지 않는다는 것을 인식해야 한다.

(2) 둘째 단계 : 분노(anger)

일단 현실을 받아들이게 되면 그 다음으로 나타나는 반응은 분노이다. 분노의 반응은 대개 "왜, 내가 이런 시련을 겪어야 하는가, 나는 최선을 다하며 살아왔는데…" 등으로 사회, 종교, 운명 가족 등을 대상으로 나타나게 된다. 또한 이 시기에는 치료를 거부할 수도 있고 분노가 의료진에게도 표출될 수도 있다. 이러한 분노는 자기 자신이나 가족들이나 병원 직원, 신에게까지 나타날 수 있으며 누구에게서나 어디에서나 불만을 찾아 쉽게 분노를 터뜨리게 되어 주변 사람들이 힘든 시기이다. 분노의 감정은 죄의식 그리고 수치심을 증가 시킨다. 이때 가족 나 주변 사람들이 시간을 할애 받게 되면 환자는 더욱 안정될 것이며 스스로 아직 가치 있고 보살핌을 받는 사람임을 깨닫게 된다.

(3) 셋째 단계 : 타협(bargaining)

이 단계는 의사, 친구 또는 종교 등과 협상을 벌이는 단계이다. 예를 들면 병만 낳게 해주면 사회봉사를 하고 교회를 열심히 다니겠다, 술, 담배를 끊고 사회적인 봉사 등에 헌신하겠다, 등이 이에 속한다. 이 단계에서 환자는 치료에 무조건 복종하며 의사에게 전적으로 의존하게 된다. 환자는 의사에게 아무 불평도 하지 않고 궁금한 것이 있어도 묻지 않는 것이 최선이라고 생각할 수 있으나 실제로는 솔직하게 자신의 어려움을 말할 수 있는 것이 최선의 방법임을 알아야 한다.

(4) 넷째 단계 : 우울(depression)

이 단계에 이르면 환자는 자신에게 삶에 희망이 없다는 것을 깨닫게 되며, 개인은 피로, 직업상실, 치료연장, 계속되는 입원으로 자존심을 상실하고 자제력마저 잃게 된다. 또한 가족과 친지, 친구들로부터 이별이라는 슬픔을 갖게 된다. 그리고 불면증, 우울증을 겪으며 심지어는 자살로 이어지기도 한다. 이 시기에는 정신과적 개입이 필요하며, 적절한 항우울제 등의 투여가 필요하다. 이때 자칫 '자 힘내라 별것 아니다' 라는 격려를 한다면 오히려 역효과만 낸다. 당분간 그대로 자연스럽게 슬퍼하도록 놓아두면 얼마 후 마음을 다시 가다듬어 가족, 친지를 한번 더 보자고 불러들이게 된다. 이 시기에는 생활의 변화(즉 직장을 잃고, 경제적으로 어려워지며, 가족과 친구들에게서 소외됨)에 적응하도록 환자가 할 수 있는 한도 내에서 자율성을 갖도록 도와주는 것이 필요하다.

(5) 다섯째 단계 : 수용(acceptance)

이 단계에 이르면 환자들은 죽음이 더 이상 피할 수 없으며, 누구에게나 있을 수 있는 보편적인 현상으로 받아들이게 된다. 환자들은 평안한 모습이고 가족들이나 자기가 알고 있는 모든 사람과 이별을 고하며 종교적인 부활을 믿고, 죽음을 수용하며 현실을 받아들이게 된다. 이때 가장 중요한 치료적인 접근은 고통을 경감시킴으로써 인간으로서의 존엄성을 갖고 죽음을 맞이하게 하도록 하는 것이다.

2) 죽음인식 형태

그라저 와 스트라우스 Glaser & Strauss(1965)는 죽음인식의 형태를 폐쇄, 의혹, 상호위선 및 개방상황의 4가지로 분류하였다.

(1) 폐쇄 상황

닥쳐오는 죽음에 대해 환자, 때로는 환자 가족에게도 알리지 않은 경우이다. 환자에게 생의 의미를 생각하게 하고 의료인을 인간으로 믿게 하며, 질병에 대한 질문이 있을 때는 설명해야 한다.

(2) 의혹 상황

건강상태에 대한 정보가 환자, 때로는 환자 가족에게도 완전히 받아들여지지 않는 상태이다. 상황에 대한 사정, 수행 그리고 악화의 증거로 인해 가족은 의심한다. 임종준비에 대해 인식하도록 도와주며 간접적인 격려 필요하다.

(3) 상호위선 상황

의료진, 환자, 가족이 임박한 죽음에 대해 알고 있으나 아무도 이 상황에 대해 입을 열려하지 않는 경우이다. 환자는 특별한 대화나 요구를 하지 않으며 위선 상태가 끝나면 개방상태로 된다. 환자의 심리상태와 대화를 원하는 정도를 파악하여 그에 알맞은 간호를 제공해야 한다.

(4) 개방적 상황

의료진, 환자, 가족이 환자의 진단 및 예후에 대해 완전하고 정확한 정보를 가지고 있으며 서로 마음을 열고 상황에 대해 의논하는 경우이다. 환자는 본격적으로 임종준비의 단계에 들어서며 세속적 궁금증이 해결되기를 바라므로 가족과 함께 환자의 세속적 궁금증을 풀어주도록 수행하며 죽음을 수용하는 단계에 이르도록 도와준다.

3) 말기환자의 심리

죽음에 대한 태도와 반응은 다른 모든 태도나 느낌처럼 개인에 따라 다르며 비록 비슷한 삶의 배경을 가진 자라도 서로 매우 다를 수 있다.

(1) 두려움
① 미지에 대한 두려움

임종환자는 가까운 장래에 죽는다는 두려움과 공포를 갖게 된다. 죽음에 대한 무지(unknown of death)는 다음과 같은 두려움을 가져온다.

· 삶의 과정에서 어떤 것을 할 수 없을까 ?
· 이 세상 삶 후에는 어떤 운명이 될 것인가 ?
· 죽은 후의 나의 육체는 어떻게 될 것인가 ?
· 남은 가족들은 어떻게 될 것인가 ?
· 다른 이들이 어떤 반응을 보일 것인가 ?
· 생의 계획과 목표는 어떻게 되는가 ?
· 몸에는 어떤 변화가 일어날 것인가 ?

· 감정의 반응은 어떻게 나타날 것인가 ?

② 외로움에 대한 두려움
외로움과 소외에 대한 두려움은 죽음을 선고받은 환자에게는 가장 큰 두려움이다. 현대에 와서는 많은 죽는 이들이 아픔과 괴로운 환경에 홀로 남게 되고 친밀한 환경(가정)에서 소외되고 병원이란 기관에 머물게 된다. 홀로 투쟁하고, 아픔을 견디고 두려움을 견디어야 한다는 외로움 고독 통증은 현대인에게 가장 큰 어려움 중의 하나이다.

③ 가족과 친구의 상실에 대한 두려움
누구나 사랑하는 사람을 잃었을 때 슬프고 두렵지만 죽어가는 환자는 전부를 다 잃어 버려야 하기 때문에 두려움이 더욱 크다고 할 수 있다.

④ 자기 조절 능력 상실에 대한 두려움
질병이 깊어감에 따라 자신의 신체나 감정을 조절할 수 없는 점과 타인의 힘을 빌리고 의존해야 하는 신체적인 부담, 정신적인 부담과 경제적인 부담감을 가져야 하며 자기 비하의 느낌과 과정을 경험해야 하는 두려움이다.

⑤ 육체의 상실과 무력감에 대한 두려움
육체는 자아상의 큰 부분을 차지하기 때문에 질병으로 인한 육체의 상실이나 불구, 기능 저하, 마비 등은 자기 자신의 상실을 의미한다. 이러한 자아상의 무너짐은 부끄러움과 부적절함, 죄의식, 사랑받지 못함, 원하지 않

는 자기 자신이라는 느낌을 불러일으킨다.

⑥ 고통과 괴로움에 대한 두려움
괴로움에 짓눌려 소리치며 죽어가는 것에 대한 두려움은 고통 그 자체이며 이러한 고통이나 통증은 수술 후의 통증과는 다르다. 환자가 통증 후에 완화될 수 있음을 알면 아픔을 덜 느끼게 되지만 죽음의 고통은 완화가 없는 것이다. 즐거운 미래를 기대할 수 없고, 왜 이런 고통 속에서 삶을 지속해야 하는가라는 회의 속에서 살게 된다.

⑦ 정체성 상실에 대한 두려움
인간적인 접촉, 관계, 가족, 친구 관계의 상실, 육체의 구조와 기능, 자기 제어, 자신의 정체성을 협박하는 모든 의식의 상실은 그것들이 자기 이미지를 구성하는 요소이기 때문에 두려움을 가져온다.

⑧ 슬픔에 대한 두려움
임종환자는 미래에 대한 다양한 상실을 슬퍼하게 되는데 여기에는 자기 자신을 잃는 것 이외에도 다음과 같은 극단적인 슬픔을 경험하게 된다.
· 조절 능력의 상실
· 자립의 상실
· 신체적, 심리적 기능과 사고 능력 상실
· 중요한 사람과 외적인 것, 익숙한 환경의 상실
· 자기 자신의 어떤 특성과 정체성 상실(자신의 유능함, 사랑스러운 면,

자신의 매력의 가치 상실)

· 의미의 상실, 세상과 그 안의 모든 사람과의 관계 상실

죽음의 한 과정으로서 상실을 생각할 때, 슬픔을 어떻게 감당할지 그것에 대한 두려움은 크다.

⑨ 퇴행에 대한 두려움

죽음이 가까워짐에 따라 환자는 퇴행에 대한 두려움이 더 현저해진다. 앞에서 언급했듯이 조절 능력 상실에 대 한 두려움은 거의 마지막 행동과 관련이 된다. 죽음이 가까워지면서 신체적 능력 저하와 의식의 불명료, 퇴행의 느낌, 현실감의 상실, 자기 자신과 타인과의 구분의 불명료, 시간과 공간의 느낌 상실 등이 환자를 두렵게 하는 것들이다.

⑩ 절단과 부패, 매장에 대한 두려움

이러한 두려움은 특별히 죽음의 과정에 포함되지 않으나 임종환자에게 일어날 수 있는 두려움이다. 가령 죽은 후에 육체에 어떤 일이 일어나는가? 하는 것이다.

4) 우울, 의기소침

우울은 죽음에 직면한 환자의 또 다른 정서적 반응이다. 임종환자의 슬픔의 한 부분으로서 즉각적인 상실을 인식하는 자연스런 반응이다. 우울은 하나의 기전으로서 사랑하는 것을 모두 잃게 되는 것을 준비하는 데 도움을 주는 것이다.

5) 분노와 적개심

분노와 적개심은 임종환자와 그 가족에게서 볼 수 있다. 다른 모든 이는 미래를 지속할 수 있는데 자신은 미래의 삶을 박탈당한다. 다른 이가 삶을 사는 동안 그는 모든 것을 포기해야 하며 남은 시간 동안에도 아픔으로 괴로워해야 하며 주위 사람들의 생소한 반응으로 자신이 죽는다는 것을 알게 된다. 이러한 시점에서 환자는 '내가 왜?' 라는 대답할 수 없는 질문을 하게 된다. 흔히 죽음 직전 불치병의 환자들은 이러한 감정을 다른 이에게 전이시키기도 하며 이러한 감정들은 더 깊은 아픔과 슬픔, 공포를 은폐하기 위해 사용되기도 한다.

6) 죄의식과 수치심

임종 상태에 있는 환자들은 흔히 죄의식을 갖는데 정당한 이유를 여러 가지로 과장하고 상상하게 된다. 우선 환자는 자신의 병이 과거의 잘못에 대한 응보의 형태로 믿는 것이기도 하고 다른 사람을 향한 분노의 감정이 죄의식을 느끼게 하는 이유가 될 수도 있으며 자연스러운 슬픈 감정의 체험도 어떤 이들에겐 죄의식을 갖게 할 수 있다.

제 2 절 임종환자의 가족이해

1. 조기 비애감

환자가 사망하기 전부터 비애 감정이 일어나 정신 또는 신체 기능의 장애를 가져올 정도가 된다. 죽어 가는 가족으로부터 점차적으로 감정을 분리하는 고통스러운 과정은 남은 가족의 정신건강을 위해 필요한 과정이다. 점차적인 감정분리의 과정은 비애감정과는 구별해야하며 그것은 미래의 상실에 대한 준비를 하는 건강한 과정이다.

조기 비애감정이 일어나서 다른 가족이 방문하는 것을 피하게 된다. 조기 슬픔의 과정은 신체상태에만 완전히 몰두하여 다른 중요한 것들을 생각하지 못하게 한다. 이럴 때에는 가족에게는 통찰력을 갖도록 도와줄 필요 있고, 시기상조의 비애와 같은 글을 점차 제거하여 다시 살아가는 방법을 배우게 한다.

2. 가정문제

1) 부부갈등

자녀의 죽음을 맞이하는 부모의 경우 부부 입장에서 다른 가족 구성원의 경우와 다른 역동관에 있게 된다. 부부는 자녀가 치명적인 병일 때는 종종 결혼관계가 심각한 긴장 상태에 놓이게 된다. 자신과 같은 자녀를 둔 다른 부모들의 집단을 만나도록 하는 것이 도움이 된다. 전문인으로부터 가벼운 위로의 손길, 곁에 있어주는 것 등의 비언어적 의사소통을 통해서 부모는 최상의 위로를 받는다.

2) 형제반응

가족 중 남은 형제들은 가정에서 긴장을 느끼게 한다. 부모는 집에서 자주 화를 내고 남은 자녀의 욕구를 자주 묵살하며 병원에 있는 아픈 가족을 돌보는 긴 시간동안 남은 자녀들을 잘 돌보지 못하다. 이런 부정적인 행동의 변화는 다른 자녀들에겐 받아들이기 힘든 변화여서 버려진 느낌을 받게 된다. 자녀들의 반응은 발달 단계나 성숙도에 의해 좌우된다. 아픈 형제를 향해 죽음의 바램으로부터 오는 죄책감, 자신도 아프게 될지도 모른다는 공포가 일어난다. 환자에게만 향하는 부모의 일방적인 관심에 대한 질투감정과 집에서 돌보는 동안 환자에 대한 관대함에 대한 분노 등이 나타나게 된다. 부모들은 남은 자녀에게 더욱 지각 있게 키울 수 있도록 도와주어야 한다.

3) 가족역할

자녀의 병이 나아질 가능성이 없어질수록 가족구성원의 역할은 고정되어 나타난다. 부모들은 자신의 역할에 실패했다고 느낄 수 있으며 동시에 자녀의 병이 점차 많은 시간과 경비를 요구하기 때문에 자신들이 해야 할 역할에 대한 관심이 적어지게 된다. 병원에서 가족은 새로운 역할에 적응하고 부모의 역할이 바뀌었음을 깨닫게 한다.

4) 알권리

환자와 가족이 처음으로 진단 명을 들을 때 어떻게 반응하는지를 관찰 후 가족들이 받게 되는 스트레스에서 얼마나 강한지를 정확히 사정한 후에 환자들은 현실적으로 잘 도울 수 있다. 가족에게 얼마를 살 수 있다는 것을 말해주는 것은 해롭다. 질병은 각 사람에게 다르게 영향을 미치고 약이나 처치도 다르게 영향을 주기 때문에 생명의 한계는 미지수이다.

3. 사별가족

1) 사별가족이 겪는 고통

임종환자의 간호 못지않게 중요한 것은 가족원의 죽음으로 인해 슬픔에 빠진 임종환자의 가족을 도와주어야 한다. 가족 역시 환자 못지않게 신체적, 심리적으로 지쳐 있기 때문에 가족에게 적절한 간호를 하기 위하여 슬픔의 정상적인 단계에 관해서 알아야 하는데 이는 임종환자가 경험하는 단계와 비슷하다.

(1) 부정

가족의 죽음을 처음 들었을 때 다수의 사람들은 심한 충격을 받고 얼마동안 그것을 믿으려 하지 않는다. 이 단계는 대답을 기대하지 않은 질문을 자주하고, 그 질문은 의심하는 질문이며 자신에게 무엇이라고 말했는지 잘 듣지 못하며, 기억도 잘 못한다는 것을 알고 이때는 중요한 내용을 알려주지 말아야 하며, 만일 알려주었다면 나중에 다시 되풀이해야 한다.

(2) 분노

죽음의 사실을 현실화 할 때 가족은 상실에 대해 아주 강한 감정을 경험하며 흔히 울음으로 표현하기도 하고 병원직원, 의사, 간호사에게 심한 화를 내기도 한다. 이런 증상들로 그들은 슬픔을 표현한다. 슬픔을 표현하고 있는 사람 옆에 있어줌으로서 가족은 소외당하지 않았다는 느낌을 갖게 할 수 있다.

(3) 우울증

상실에 대한 느낌과 외로움이 격증할 때 슬픔과 우울이 오는 것이 보통이다. 깊은 상실감과 견딜 수 없는 외로움을 느낄 때 그러한 감정을 다른 사람과 같이 이야기 하는 것은 아주 중요하다. 우울증과 죄의식을 갖게 되는 경우가 많은 데 이 때에는 죄의식을 표현하도록 들어주는 것이 좋다.

(4) 산만

죽은 사람을 많이 생각하기 때문에 일상생활에 집중하기 어렵게 되고 판단 역시 가끔 내리기 힘이 든다. 시간이 지남에 따라 슬픔이 점진적으로 익숙해지면서 현실에 좀 더 집중할수 있게 되며 대인관계도 순조롭게 유지된다.

(5) 정상화

애도과정은 보통 6개월에서 1년이 걸리게 된다. 마지막 단계에 도달하기 전에 슬퍼하는 사람은 장래에 관해서 생각할 때 때때로 희망의 빛을 갖는다. 그리고 인생이 지난날과 똑같이 되기는 어렵지만 그래도 삶에 좋은 점이 많이 있다는 사실을 알게 되고 새로운 삶을 이룩하기 위하여 건설적인 노력을 하게 된다.

2) 사별대상자별 중재

(1) 자녀의 사별

자녀를 사별한 부모는 자신이 기본적인 역할을 수행하지 못했다는 실패감을 느끼게 된다. 부모와 자녀 사이는 인간의 삶에서 가장 친밀한 관계이므로 자녀 사별로 인한 마음의 상처는 무엇보다도 고통스러운 경험이 된다. 또한 부모는 자녀 사별로 인한 2차적인 상실, 즉 자녀에게 가졌던 꿈과 희망과 자존감의 상실로 인해 괴로워하고 대신 죽지 못한 것에 대한 회한에 잠기게 되며 생존자로서 죄의식을 갖게 된다. 자녀 사별에 있어 가장 어려운 문제 중 한 가지는 자녀의 죽음으로 부부 양쪽이 모두 충격을 받고 똑같이 곤혹스러운 상실과 슬픔에 직면하여 서로에게 지지자가 될 수 없고 원망과 분노의 감정에 빠질 수 있다는 것이다. 이와 같은 2차적인 상실 때문에, 부부는 슬픔과 상실과 적응이라는 부가적인 짐을 지게 되고 이런 문제들이 자녀와 사별한 부부들의 이혼율을 높이는 요인이 된다. 자녀를 사별한 부모가 가장 많이 경험하는 것은 죄책감이다. 자녀의 안전에 대한 책임감과 자녀의 고통과 죽음을 방지하지 못한 무력감에서 죄책감이 생길 수 있다. 자녀를 잃은 부모들이 갖기 쉬운 죄책감을 해소하기 위한 방법은 다음과 같다.

① 그 당시 상황의 사실성과 자신들의 실제적인 의도를 재검토하며 자신의 행동을 좀 더 긍정적으로 보도록 한다.
② 이웃을 돕거나 사회에 공헌하는 이차적인 노력을 통해서 죄책감을 완화시키고 전환시킬 수 있다.
③ 종교적인 신념은 부모가 자신들의 불완전함을 받아들이도록 도와주고 자녀의 죽음에 의미를 두게 하며 사후의 재회에 대한 희망을 품게 된다.

(2) 배우자의 사별

다른 어떤 경우의 상실보다 배우자 상실의 후유증에 대해서 사회적인 관심도가 상대적으로 높은 것은 배우자 사별의 가능성이 많고 특히 여성의 경우에 배우자 사별에서 오는 많은 문제점들이 생길 수 있다. 그러나 육체적, 심리적으로 고통을 받기 쉬우며 미망인들은 사별 후 2, 3년째 되는 해에 극도의 위험에 처한다고 한다. 남성은 사별을 '분리'로 생각하는 경향이 있는 반면, 여성들은 '자포자기'의 느낌을 나타내는 경향이 있고 남성들은 여성들보다 직접적이고 감정적인 슬픔을 표현하는 것을 어려워하고 자신들의 생각과 감정들을 정당화한다. 또한 여성들은 전통적으로 수동적 태도를 취하도록 사회화되어 사회에서의 새로운 역할과 친분관계의 형성이 부족한 경향이 있으므로 혼자된 여성들이 겪는 심각한 어려움은 외로움이다. 돌봐 주거나 사랑을 받아 줄 대상의 부재에서 오는 외로움, 이전의 생활 방식 또는 전에 죽은 이와 함께 했던 활동에 대한 그리움에서 오는 외로움, 남편이 사망한 결과 지휘의 하락, 혹은 이전 생활 방식과 단절에서 오는 소외로서의 외로움 등이다. 배우자와 사별한 이들을 돕기 위해서는 다음과 같다.

① 사별한 배우자의 기능이나 역할을 파악하여 대신할 수 있도록 도와준다.
② 미망인 혹은 사별한 남편은 감정적으로 쇠약해지고 비현실적이고 불건전한 기대 사항들을 갖게 되므로 자녀와 적절한 관계를 유지하도록 도와준다.
③ 중년이나 노년의 미망인들이 할 수 있는 직업적, 사회적 기술들을 평가하고 조정해 주어 2차적인 상실을 예방한다.
④ 생존한 배우자들이 자립을 할 수 있도록 적절한 사회 자원을 연결시켜 준다.

(3) 부모의 사별

아무런 심각한 일도 일어나지 않는 듯한 반응을 보이다가 시간이 경과하면 굉장히 혼란스러워 하는 모습을 보임으로써 죽은 부모에 대한 그리움을 드러낸다. 사별에 대한 아동의 반응을 인식하고 이해할 수 있도록 도와주지 않는 것은 아동이 한 인간으로서 지니는 천부적이고 기본적인 권리를 부정하는 것이다. 어린 시절의 사별에 대한 슬픔의 과정을 충분히 마무리 짖지 못했을 경우에는 자기감정에 압도당하지 않으려고 스스로의 감정을 외면하고 포기하거나, 설명할 수 없는 슬픔을 간직한 채 일생을 보낼 수도 있다. 아이들은 부모의 죽음을 경험했을 때 종종 죄책감을 느낀다고 하며 어떤 식으로든 그들이 죽음을 가져왔다고 생각한다. "내가 나쁜 마음을 품어서 아빠가 죽었을 거야." 또는 아이들은 죽음을 체벌로 생각하기도 한다. "엄마는 내가 나쁜 아이라서 나를 남겨 두고 죽어버렸어." 가까운 친척의 죽음이 우리들에게 분노의 감정을 유발하듯이 아이들은 특히 그들에게 사랑과 관심을 주었던 사람을 잃었을 때 죽은 사람에 대해 분노를 느낀다. 왜냐하면 우리를 너무 아프고 슬프게 하며 삶을 살아나가는데 있어 우리를 혼자 두고 떠났기 때문이다.

① 사별한 아이들이 겪는 문제는 어른들이 죽음에 관해 솔직하지 못하기 때문에 생기게 된다. 아동은 죽음을 두려워하지 않기 때문에 아동이 죽음에 대한 두려움을 갖게 되는 것은 그 두려움을 막아 주고자 하는 어른들에 의해 아이들에게 주입되는 것이다. 거짓되고 실제적이지 못한 정보는 아동을 보호하거나 돕고자 하는 어떤 의도가 있더라도 나쁜 영향을 미칠 것이다. 아동에겐 어렵기는 하지만 피할 수 없는 사별의 경험을 극복할 수 있도록 이해력의 수준에 따라 솔직하게 설명해 주어야 한다.
② 연령에 따른 슬픔 양상을 이해하고 수용해 주어야 한다.
③ 사랑하는 사람의 사망 소식을 다른 누군가로부터 듣지 않도록 즉시 아

동에게 말해 주어야한다. 시끄럽지 않게 조용조용 속삭이며 말을 하게 되면 바람직하지 못한 죽음의 메시지, 즉 비실제적인 무시무시한 것으로 전달하는 결과가 초래될 수도 있으므로 정상적인 어조를 사용한다. 되도록 안정감을 가질 수 있는 친숙한 환경에서 아동과 가까운 사람이 말해 주어야 한다.

④ 아동에게 슬픔을 느낄 수도 있고 이상한 감정을 갖게 될 수도 있음을 알려 주며 이는 자연스러운 감정이며 영원히 계속되지는 않는다는 것도 알려준다.

⑤ 아이들의 상징적인 언어를 이해해준다. 즉 아동은 감정이나 기억들을 말로 옮기는 능력이 부족하므로 행동이나 그림 그리기 또는 놀이를 통해 자신들의 슬픔을 나타내도록 도와준다.

⑥ 아동을 장례식이나 기타 추모 의식에 참여시킨다. 죽음에 대한 예식과 중요한 행사로부터의 고립은 아동에게서 자신의 감정에 대처할 수 있는 기회를 빼앗는 것이며 자신이 버려졌다는 생각을 갖게 된다.

3) 사별가족 관리 프로그램의 종류

누구든지 인생을 살아가면서 사별로 사랑하는 사람을 잃게 되면 큰 슬픔을 경험하게 된다. 그러나 슬픔을 해결하지 못한 채 묻어 버리면 나중에 치명적인 질병과 여러 가지 문제를 유발하는 요인이 된다고 많은 연구에서 밝히고 있다. 슬픔의 양상은 사망한 사람과의 관계 애착정도 어떻게 사망하였는가 성격 사회적 요인 등 많은 요인에 따라 다르게 나타난다. 종말기 케어의 중요한 부분 중의 하나는 사별 후 가족을 위한 계속적인 케어이다. 가족의 보살핌과 지원이 이용자의 사망 후에도 지속되어야 한다는 것을 의미한다. 이때 가족에 관한 케어의 시기는 사망 후 최소 1년으로 보며 케어 방법은 가정방문 전화방문 편지 유가족모임 등 다양한 방법이 있다.

4. 임종환자에 대한 반응

특이한 사회, 경제, 문호적 배경과 죽음에 대한 나름대로의 경험에 따라 특색 있게 나타난다. 간호사가 자신의 감정이나 행동에 대해 더 잘 이해할수록 환자와의 관계에서 더 전문가가 될 수 있다. 환자나 가족과 함께 자신의 감을 나누는 것은 치료적이다. 자신이 문제 해결에 도움을 받기 위해 팀 회합 때에 환자나 협조자들은 토론하는 것이 좋다. 퀸트(Quint)는 "진단 명을 말해 줄 수 없는 환자와의 접촉을 피함으로써 어색한 상황으로부터 자신을 보호하는 것은 간호사의 상투적인 행위인 것 같다"라고 하였다. 환자의 불평을 간호사 자신에 대한 직접적인 비판으로 느끼는 것은 미숙한 판단이다. 간호사 자신이 행동과 그 행동이 저변의 감정에 의해 어떻게 영향 받는 지를 깨닫고 행동의 지각된 개념을 알게 된다면 환자와의 관계가 개방적이고도 의미 있게 형성 될 수 있다.

5. 간호과정

1) 간호 사정
환자나 그 가족으로부터 수집된 정보에 기초하여 환자의 사회 문화적 배경과 그것이 질병 진행에 미치는 영향을 사정하는 것은 중요한 일이기 때문에 사정을 신속하게 정확하게 해야 한다.

간호사정은 아래와 같은 질문에서 찾을 수 있다.

· 환자는 병원에서 안정감을 느끼는가
· 환자의 배경은 어떠한가
· 언어의 장벽이 있는가
· 표현의 장애가 있는가
· 경제적 어려움이 있는가
· 성장 상황 여건은 어떠한가
· 환자의 믿음은 어떠한가
· 환자의 집에서의 전형적인 생활이
· 병원에서와 근본적으로 다른가
· 하루에 세 번의 식사는 반드시 하며 그리고 많은 간식을 먹는가
· 낮잠을 자며 규칙적으로 취침하는가
· 권위에 대한 개인적인 경험은 어떠한가
· 의료진에 대한 개인적인 경험은 어떠한가
· 해마다 건강진단을 받았는가, 전에 입원한 일이 있는가
· 고통스런 치료와 처치에 대한 경험은 어떠한 가 등 이다.

2) 간호하기 위한 진단

환자의 반응 중 가장 두드러지게 나타나는 행동을 목록화하여 기록한다. 가족이나 환자가 어떻게 신체상을 받아들이는지 상정한다. 환자의 발달단계와 성장이나 발달에 관한 가족의 반응 평가한다. 진단적 행동군을 구체적으로 서술한다.

(1) 공격 : 공격적이고 저항적이며 분노한 환자는 입원되면 여러 가지 치료와 검사를 거부한다.
(2) 퇴행 : 매우 의존적. 매우 위축되어 있어 의사표현 할 때에 눈이 마주치는 것을 피한다.
(3) 부정 : 부정적인 환자는 소극적이고 거부적이며 아무 일이 없는 듯 걱정하지 않는다.
(4) 수용 : 수용적인 환자는 고통스러우나 필요한 절차들을 대하면 불쾌해 하면서도 긍정적으로 행동한다.

3) 간호를 수행하는 과정

(1) 임종환자와 그 가족을 위한 간호수행 목표를 세운다.
  ① 상실을 충분히 인식하고 수용하게 한다.
  ② 상실에 관련된 부당한 죄악감과 분노의 해결할 수 있도록 협력한다.
  ③ 상실한 사람에 대한 감정철회토록 협력한다.
  ④ 주변 분위기로부터 관심의 전향할 수 있도록 협력한다.

(2) 목표를 성취하는 데 걸리는 시간은 다양하지만 대략적으로 보통 2-4
개월 정도 소요된다.
① 간호사와 밀착된 관계를 가지는 것은 임종환자에게 중요한 일이다.
② 행동변화와 신체상 왜곡은 환상에 의해 확대 해석되어진다.
③ 가족위로로써 가족들이 환자에게 필요하다는 사실을 인식시켜준다.
④ 같은 병실의 다른 환자들의 위로가 필요하기 때문에 서로 위로할 수 있도록 해 준다.
⑤ 자원군을 충분히 활용해야 한다.
⑥ 장기상담은 간호수행의 효과가 확인되면 계속적으로 적용할 필요가 있다.

4) 임종환자를 위한 간호평가

간호진단이 정확했고 가호수행이 적절했을 때 어떤 범위의 간호가 위기에 있는 간호 대상자와 그 가족에게 도움이 되었는지 평가할 수 있어야 한다. 자신의 발달이나 성장단계를 성공적으로 진행시킨다. 자신의 느낌을 발견하고 조정한다. 건강한 가족관계를 발달시키고 유지한다. 스트레스를 건설적으로 조절한다. 가족 외의 사람들이나 가족들과 건강한 인간관계를 발달시키고 유지한다. 자신의 간호기능을 충분하게 회복시킨다.

제 3 절 호스피스의 이해

1. 호스피스란 무엇인가?

호스피스의 어원은 라틴어의 호스피탈리스(hospitals)와 호스피티움(hospitium)에서 기원된 것으로 알려져 있다. 원래 호스피탈리스는 '주인'을 뜻하는 호스페스(hospes)와 '치료하는 병원'을 의미하는 호스피탈(hospital)의 복합어로서, 주인과 손님 사이의 따뜻한 마음과 그러한 마음을 표현하는 '장소'의 뜻을 지닌 '호스피티움'이라는 어원에서 변천되어왔다. 오늘날 널리 사용되고 있는 현대적 의미의 호스피스 개념은 영국 여의사 시실리 손더스에 의해 시작되었으며 웹스터 사전(1972년)에는 '여행자를 위한 숙소 또는 병자, 가난한 사람들을 위한 집(inn)'으로 설명하고 있고, 미국호스피스협회(NHO)에서는 '말기환자와 가족에게 입원간호와 가정간호를 연속적으로 제공하는 프로그램'으로 정의하였다. 이를 종합하면 호스피스란 말기환자와 그 가족을 위한 프로그램으로 편안하게 죽음을 맞이할 수 있도록 의학적으로 관리함과 동시에 말기에 발생할 수 있는 여러 가지 부정적 증상을 경감시키기 위해 신체적, 정서적, 사회적, 영적으로 도우며 사별가족의 고통과 슬픔을 경감시키기 위해 지지와 격려를 제공하는 총체적인 돌봄이라고 할 수 있다.

호스피스의 기본 되는 정신은 "내가 진실로 너희에게 이르노니 너희가 여기 내 형제 중에 지극히 작은 자 하나에게 한 것이 곧 내게 한 것이니라"(마25:40)는 성경에 기초한 것으로, 기독교인들이 병든 이웃을 그리스도의 사랑으로 돌보는데서 시작되었다고 한다. 사실 이 정신은 "사랑은 오래 참고 사랑은 온유하며 투기하는 자가 되지 아니하며 사랑은 자랑하지 아니하며 교만하지 아니하며 무례히 행치 아니하며 자기의 유익을 구치 아니하며 성내지 아니하며 악한 것을 생각지 아니하며 불의를 기뻐하지 아니하며 진리와 함께 기뻐하고 모든 것을 참으며 모든 것을 믿으며 모든 것을 바라며 모든 것을 견디느니라(고전13:4-7)"의 의미를 알고 있는 사람에게 이해될 수 있으며 호스피스 봉사를 하는 사람은 누구나 대상자를 예수 그리스도라고 생각하고 그 분이 자신에게 베푸신 은혜와 사랑을 생각하며 지극한 정성으로 돌볼 수 있게 된다.

2. 호스피스의 철학

호스피스 운동은 과학의 발달로 인한 인간 존엄성에 대한 경시와 노인소외, 임종자에 대한 소홀, 그리고 윤리관 및 가치관의 혼란에 대한 반응으로 생겨났다. 부분으로서의 인간이 아닌 신체적, 사회적, 영적 또는 그 이상의 합(合, sum)으로서의 인간을 이해하는 총체주의(holism) 즉, 인간은 여러 부분의 합 이상이라는 사상과 철학을 기반으로 호스피스의 이론과 실제가 발전되어 왔으며, 과거의 치료 중심에서 돌봄의 개념 및 그 사상을 강조하게 되었다. 따라서 대상자에 대한 연민(compassion)으로 표현되는 사랑이 이 돌봄에 깊이 내재되어 있다. 이러한 배경에서 호스피스에 대한 철학을 다음과 같이 열거할 수 있다.

1) 호스피스 대상자(치유 불가능한 말기환자와 그 가족)들을 돌보고 지지한다.
2) 호스피스 대상자의 여생을 가능한 한 편안하게 하고 충만한 삶을 살게 해준다.
3) 호스피스 대상자가 삶을 긍정적으로 수용하게 하고 죽음을 삶의 일부로 자연스럽게 받아들이게 한다.
4) 호스피스 환자의 여생을 연장시키거나 단축시키지 않으며 살 수 있는 만큼 잘 살다가 자연스럽게 생을 마감할 수 있도록 돕는다.
5) 환자와 가족의 요구에 맞추어 가능한 모든 자원을 이용하여 그 요구를 충족시키고 지지하여 죽음을 잘 준비하게 한다. 죽음을 맞이하는 호스피스환자로 하여금 소외된 채 외롭게 죽음을 맞이하지 않고 마지막 순간까지 인간답게 가치 있는 삶을 살 수 있도록 그리스도의 사랑으로 돌보는 것이다.

3. 호스피스의 필요성와 역사

1) 호스피스의 필요성

호스피스는 죽음의 단계에 대한 적절한 대응을 통해 죽음을 맞이하는 사람과 가족이 죽음에 대해 수용하도록 성장을 하도록 도와주는 역할을 담당한다. 또한 죽어가는 사람의 욕구 및 알권리에 대한 정확한 이해와 존중으로 삶을 스스로 정리정돈 할 수 있도록 남은 생에 대해 설계하고 계획할 수 있는 시간적 여유를 제공하며, 사별한 가족이 슬픔과 고통을 극복할 수 있도록 지지해주는 역할을 한다.

2) 호스피스의 역사
 (1) 현대 호스피스 개념의 근원은 중세에 십자군과 여행가들에게 숙박을 제공하는 것으로 유래되었다.
 (2) 17세기 초 프랑스에서 호스피스가(Sister of charity) 설립되어 아픈 사람, 길거리에서 헤매는 사람, 사회에서 버림받은 사람들을 위한 서비스가 주어졌다.
 (3) 1836년 독일에서 호스피스가(Kaizerworth) 설립되어 기독교 정신에 입각해서 아프고, 죽어가는 가난한 사람들을 위한 간호가 제공되었다.
 (4) 1840년 영국의 Elizabeth Fry가 독일의 시설(Kaizerworth)을 방문 후 다시 영국으로 돌아와 나이팅게일에게 영향을 주었고 나이팅게일은 프랑스의 Sister of charity에서 동료 간호사들을 교육시킨 후 크리미아 전쟁에 참가했었다.
 (5) 현대 호스피스 운동의 선구자는 영국의 여의사 Cicely Saunders로 1950년에 후반 말기환자와 관련된 통증을 조절하기 위한 기술을 개선시켰으며, 이상적인 호스피스 간호를 시도하기 위해서 성 크리스토퍼

병원을 설립하게 되었다. 이는 오늘날 미국과 캐나다에서 체계화되고 전문화된 호스피스 간호를 시작하는 모델이 되었다.

Saunders는 통증조절을 위한 약의 협약서를 창안하는 과정에서 동통의 약리에 관한 연구를 하였다. 그의 연구에 의하면 동통이란 단지 신체적인 것뿐 만 아니라 정서적, 사회적, 경제적, 영적인 것과 관련이 있음을 주장하고 전인적인 이해와 치료가 필요하다고 제창하였다. 그리고 1969년 Kubler-Ross의 'Death and dying'에서 죽어 가는 환자들의 욕구가 충족되지 않고 있음을 밝히고 이런 욕구들을 충족시킬 수 있는 방법들을 제시하여 호스피스 간호를 받아들이는데 많은 영향을 미쳤다.

(6) 미국은 종교적인 배경에서 출발한 영국의 호스피스와는 달리 죽음에 대한 터부와 말기 환자에게 병원의 비인간적·기계적인 생명관 등 사회제도와 의료체계에 대한 지적과 구체적인 개선 방법을 강구하면서 호스피스 운동이 시작되었다.

1963년 시슬리 손더스가 미국을 방문, 호스피스에 대한 강연으로 큰 호응을 받았고 1968년에 예일 뉴헤븐(Yale New Haven)에서 호스피스 가정간호가 시작되었다. 또한 엘리자베스 퀴 블러 로스가 ??인간의 죽음??이라는 책을 통해서 죽음의 개념과 말기환자의 돌봄에 대한 관심이 높아졌으며 1971년 코넥티커트(Connecticut)호스피스에서도 가정간호가 시작되었다. 1975년에는 호스피스 프로그램이 뉴욕의 성 누가 루스벨트 병원에서 시작되어 미국의 유일한 호스피스 모델이 되었다.

미국 호스피스 협회(NHO:National Hospice Organization)의 통계에 의하면 1975년 미국에 210개의 호스피스 프로그램이 있었으며, 1986년에 1400개, 1991년에 1700개, 1993년에 1800개 이상의 프로그램이 있으며 현재는 2200여개 이상의 프로그램이 운영되고 있다.

(7) 1963년 강원도 강릉에서 마리아의 작은 자매회 수녀들에 의해 갈바리 의원을 세워 임종자를 위한 호스피스 활동을 시작하였고, 1981년에는 14개의 병상을 마련 본격적인 임종자 케어 활동을 하였으나 현재는 가정방문 호스피스케어만을 하고 있다. 1981년 가톨릭 의대와 간호대 학생들을 중심으로 호스피스 활동이 시작되어 1987년 여의도와 강남의 성모병원에 호스피스과가 개설되어 1988년에는 강남에 10병상의 호스피스 병동이 신설되었다. 1988년 세브란스 암센터, 1989년 춘천의 성 골롬반 호스피스, 1990년 부천 성가복지병원과 광주 성 요한병원, 1992년에 이화여대 간호대학에서도 가정호스피스 활동을 시작하였다. 1991년 한국호스피스 협회, 1992년 가톨릭 호스피스협회 1998년 한국 호스피스 완화의료학회가 창설되어 활동하고 있고, 1994년 독립형 기관인 샘물호스피스와 인천 호스피스가 개설되었다. 현재 국내에서 활동 중인 호스피스 기관은 약 70여 개소에 이르고 있다.

3) 호스피스 대상자를 선정하는 기준

(1) 암으로 진단 받아 여명기간이 6개월 이내로 진단 받은 환자로서 질환의 말기 상태에 있거나 치료 불가능한 질병을 가진 환자로써 주치 의사나 호스피스 돌봄을 추천한 환자이다.

(2) 수술, 항암치료, 방사선 치료 등 다양한 치료방법에도 불구하고 더 이상의 의료적 치료 효과를 기대하기가 어려운 상태로서 의사의 동의가 있거나 의뢰된 환자이다.

(3) 환자나 가족이 진단을 이해하고 비 치료적인 간호를 받기로 결정한 환자이다.

① 가족이나 친지가 없어 호스피스의 도움이 필요한 환자이다.
② 치료적 처치의 효과를 더 이상 기대하기 어려운 환자 등이다.
③ 동통 완화나 증상관리를 주목적으로 하는 환자로서 환자의 상태는 의식이 또렷하고 의사소통이 가능하며 자신이 호스피스 돌봄의 대상이 된다는 것을 인식하는 환자이다.
④ 돌봄의 대상자는 환자는 물론 그 가족까지 포함한다.

4) 호스피스의 유형

(1) 독립형 호스피스(Free Standing Hospice)

이 유형은 호스피스만 독립적으로 운영하는 형태를 의미하며, 이 경우 누구든지 환자 의뢰를 할 수 있으며, 자원봉사자 교육을 어느 기관에서 받았는지에 관계없이 봉사자로 참여할 수 있고 환자의 기존 주치의가 호스피스 가입 후에도 그대로 주치의로 연결될 수 있는 장점을 가지고 있다.

용인 샘물호스피스, 강릉 갈바리의원 — 대부분 후원금에 의한 무료 운영

(2) 병원내의 산재형 호스피스
(The Inpatient Scattered-Bed Consultative)

1975년 미국에서 시작한 제2의 호스피스 프로그램으로 성누가 루스벨트 (St. Luke's Roosevelt) 병원에서 처음 시도되었다. 즉, 병원 내에 호스피스팀이 구성되어 간호를 수행하는 유형으로 주로 내과나 암병동에 호스피스환자들이 병실내의 다른 환자들과 함께 입원하여 호스피스 간호를 받는다. 호스피스 환자의 경우 일정기간 입원하여 퇴원하는 다른 환자들과 다르고 일반 환자들과 함께 생활해야 하는 점 등의 어려움이 있다.
⇒ 여의도 성모병원, 영동세브란스 병원, 부산 가톨릭병원, 목포 골롬반 병원 등

(3) 병원내의 병동형 호스피스(Hospice unit within a Hospital)
병원 내 확보된 병동에서 호스피스 활동을 하는 유형으로 의료시스템이나 의료 인력을 활용할 수 있는 장점이 있으나 타직원이나 사람들이 죽음의 장소로 볼 수도 있는 부정적인 측면도 있다.
⇒ 강남 성모병원, 부천 성가병원, 광주 성요한병원, 원주 가톨릭병원 등

(4) 가정호스피스(Hospice Home care)
호스피스 요원이 환자의 가정을 방문하여 돌보는 형태로서 전 세계적으로 가장 널리 이용되고 있는 보편적인 유형이다. 소요 경비가 적게 들고 환자로서는 자신의 집이라는 편안한 환경에 있을 수 있는 장점이 있는 반면에 가족의 부담이 크다는 단점이 있다. 그러나 증상조절이 어려운 경우나, 임종

을 위해 또는 가족의 휴식을 위해 일시적인 입원을 허용하고 하루 24시간 언제라도 아무 때나 호스피스 요원과 연락이 가능하도록 함으로써 보완이 가능하다.

　⇒ 신촌 세브란스병원, 이화대학부속병원, 춘천 성골롬반의원, 광주 성요한병원 등

(5) 시설호스피스(Nursing Home for Hospice)

병원에 입원하기도 어렵고 가정에 있을 수도 없는 환자를 위해 가정과 같은 분위기에서 호스피스 간호를 받을 수 있도록 마련된 시설의 형태로써 간호사가 24시간 상주하며 돌보게 되고 의사는 정기적으로 방문하여 처방을 하게 된다. 미국의 경우 환자가 시설호스피스에 입원되어 있어도 가정호스피스 관리를 받고 있는 것으로 간주하여 보험금이 지급된다.

(6) 혼합형(Mixing for Hospice)

이상의 여러 유형 중 2가지 이상의 유형으로 혼합 운영되는 경우를 말하며, 병원 내에 호스피스 병동을 운영하면서 가정호스피스 사업을 병행하거나 산재형 호스피스를 병원 내에서 운영하면서 가정호스피스 프로그램도 시행하는 등 다양한 유형이 있다.

5) 호스피스 케어의 윤리원칙

호스피스 케어에 있어서 중요한 영향을 미치는 윤리적인 문제상황에서 의사 결정시 기본가치나 근거로 흔히 적용하는 기본적인 도덕원리는 다음과

같다.

(1) 자율성(autonomy)

자율성이란 스스로 선택한 계획을 행동과정에서 결정하는 행동자유의 한 형태로서 개인의 독립성, 자립성, 결정에서의 자주성 등을 의미한다. 자율성에는 첫째, 자신이 원하는 행동은 어떤 상황에도 관계없이 할 수 있는 자율이며, 스스로 선택한 행동은 방해나 장애가 없는 독자적이어야 한다. 둘째, 자신이 선택해서 행한 행동이 존중되어야 한다는 두 가지 특징을 들 수 있다.

(2) 정직(veracity)

정직은 진실을 말해야 하는 의무이며 정직의 원리가 내재되어야 한다. 이는 다른 사람을 존중하고 선을 위하여 진실을 말해야 한다는 것이다. 약속을 지키는 것이 의무이며 언어로 의사소통을 할 때 진실해야 하며 거짓이나 속임수를 써서는 안 된다.

(3) 악행금지(nonmaleficence)

악행금지의 기능은 고의적으로 해를 입히는 것을 피하거나 해가 될 위험을 피하는 것이다. 해가 될 위험성과 고의적인 유해성과의 차이는 분명하지 않지만 의도적인 가해(加害)와 상해의 위기가 가해지는 것을 구별하는 것은 중요하다. 단 상해의 위험이 있는 경우 법과 윤리에 의한 의무적 보호의 기준이 정해진다.

(4) 선행(beneficence)

선행은 타인을 돕기 위한 적극적, 긍정적 단계가 요구되므로 무해성보다는 이타적이고 포용적이다. 선행은 선을 행하는 하나의 의무이며 긍정적인 윤리로 친절과 구별이 된다. 만약 임종환자가 계속 치료받기를 보류할 때 그 요구를 들어주는 것이 선행인지, 환자의 자율성을 존중하는 것인지, 아니면 무해성의 의무에 반대되는 행위인지를 생각해 볼 필요가 있다. 선행의 원칙은 선을 행할 것을 원하거나 실제로 그러한 행위를 하도록 요구한다는 것으로서, 선행을 행함은 칭찬 받을 만하며 유익한 행위이지만 도덕적 의무의 요구를 넘어서는 안 된다.

(5) 비밀유지(confidentiality)

환자의 인격을 존중하며 사생활 보호 및 비밀유지의 의무는 오랫동안 간호윤리와 의학윤리의 한 부분이나 이 원칙도 자주 갈등의 상황을 야기 시킨다.

(6) 정의(justice)

정의의 원칙은 분배적 원칙으로 인간의 권리가 그 발달 정도에 따라 각기 달리 분배 될 수 있는 것으로써 자신이 해야 할 의무이며 실천인 것이다. 이는 합법적 의무와 권리라고 할 수 있다.

(7) 성실(fidelity)

성실은 자율성의 원리와 독자성에서 기인되는 도덕률이며, 규율보다 강하다고 규정한다. 특히 계약적 관계에서는 더욱 기본적인 윤리원칙이며, 약속 이행과 동일하게 사용한다.

(8) 사전동의(informed consent)

환자로부터 치료에 대한 동의를 받기 위해서는 시행될 치료와 처치에 대한 모든 관련된 정보를 제공해 주어 자발적으로 동의하고 협조하도록 하는 법적이고 윤리적인 요구 조건을 말한다. 관련된 정보 제공은 전문직에서 시행되는 모든 내용이며, 보통 사람이 알고 싶어 하는 모든 것이며, 환자가 알고 싶어 하는 모든 내용이다. 선택권은 자유롭게 행사할 수 있도록 외부의 강요나 간섭이 배제되어야 하며 결정하는데 필요한 모든 정보를 충분히 전달하고 이해할 수 있도록 한다.

(9) 선의의 간섭주의(parentalism)

보호한다는 선의와 선행의 기본원칙아래 보호를 받고 있는 Client의 요구와 희망을 고려하지 않고, 보호자의 주관만으로 판단하고, 생각하고, 행동하며 선택함을 말한다. 클라이언트를 위하는 행동이 지나친 간섭행위로 되어 사람의 자율성을 무시할 수도 있지만 어린이의 경우나 판단을 불가능한 경우에는 선의의 간섭이 대상자에게 좋은 결과를 가져오는 긍정적인 경우도 있다는 것을 알아야 한다.

4. 호스피스의 기본원리

스토다아드(Stodydarl, 1978)는 6가지 측면에서 호스피스 케어의 기본원리에 대하여 제시하고 있다.

1) 호스피스 케어란 타인을 헌신적으로 돌보기 위한 목적으로 모인 사람들의 집단으로 임종환자와 그 가족들의 신체적 · 정서적 · 사회적 · 영적인 안녕과 복지를 증진시킨다.
2) 호스피스 케어는 의학적 치료 및 중재는 보건 관계 전문가가 반드시 관여해야 하며 충분한 전문지식, 통증완화, 증상치료, 24시간 연속적인 케어를 받을 수 있도록 해야 한다. 또한 여러 분야의 팀을 구성한 그룹 접근이 필요하다. 즉, 의사, 간호사, 케어복지사, 물리치료사, 성직자, 자원봉사자, 언어치료사, 약사, 심리치료사, 작업치료사, 영양사 등 한 단위가 되어 케어를 계획하고 협력을 도모한다.
3) 호스피스 케어는 임종환자와 그 가족에게도 동료의식과 사기를 북돋아 주는 역할을 해야 한다. 정신적 돌봄은 환자의 임종 및 사별과정 동안에 가족구성원 및 친지들의 슬픔을 극복할 수 있도록 적극적인지지 제공과 가족과 같은 유대관계를 갖는다.
4) 호스피스 케어는 인종, 국적, 종교, 경제적 지위나 지불능력 등과 관계 없는 봉사정신을 가지고 돌보아 준다.
5) 호스피스 케어는 특정 병원이나 양로원의 시책에 따라 운영되어서는 안 되며, 호스피스 케어링 자체의 독립적 시책에 의해서 맡은 업무를

수행해야 한다.

6) 호스피스 케어는 대상자의 품위를 유지하도록 하며 하나의 가정과 같은 역을 해야 하며 원래 프로그램의 시작은 병원의 입원환자를 대상으로 시작되었지만 가정에서 거주하는 환자에게로 즉, 지역사회로 확대되어야 할 것이다.

5 호스피스 케어와 전통적 치료의 차이

1) 임종환자를 위한 전통적 치료에서는 죽음을 부정하고 치료에 적극적이고 생명을 연장시키려고 모든 시스템을 동원하고 유지한다. 호스피스 케어는 삶을 단축하거나 연장의 의미가 아닌 삶을 순환과정의 한 부분으로서 죽음을 생각하며 환자와 가족이 남은 삶을 충만히 살 수 있도록 돕고 치료와 통증, 증상의 관리를 중심으로 환자와 가족이 참여하도록 격려한다.
2) 전통적 치료에서는 아무것도 할 수 없는 상태로 생각함으로써 환자가 우울과 실의에 빠질 수도 있지만, 호스피스 케어는 환자가 무엇인가 더 할 수 있음을 강조하고 통증완화나 증상관리 등에 대해 성장의 시기로 간주하여 죽음과 사별을 준비하는 동안 환자와 가족이 효과적인 삶을 살도록 돕는다.
3) 전통적 치료에서는 정맥주사나 위장관 등을 이용하고 임상검사와 진단이 반복되고 치료와 생명지지를 위한 시스템을 지속하며 심리적 의존이나 중독에 대한 두려움으로 환자와 가족 정서적 지지가 무시되지

만, 호스피스 케어는 환자를 개별적으로 돌보며 증상관리를 위한 치료만 제공한다. 또한 최대의 관심은 통증조절이며 가족이 환자를 간호하도록 가르치며 신체적·사회적·정서적·영적인 요구를 동일시하여 반응하도록 가르친다.

4) 전통적인 치료에서는 환자가 케어의 대상이고 사별이후 가족과의 모든 접촉이 끝나지만, 호스피스 케어는 환자와 가족이 모두 케어의 대상이 되며 사별 이후의 계속적인 프로그램을 통해 가족을 지지하고 슬픔을 감당하도록 돕는다. 사별에 대한 개별적인 케어를 제공하거나 죽음의 형태별로 케어의 범위를 결정한다.

5) 전통적 치료에서는 임종에 직면한 환자라도 중환자실에서 특수 관리를 받으며 가족과의 접촉을 제한하거나 가정에서 부적절한 돌봄이 이루어지지만, 호스피스 케어는 환자가 원하는 가정에서 임종하도록 하며 가정 케어팀에 의해 가정 케어 지지가 이루어지도록 1일 24시간, 주 7회 의료요원의 지속적인 가정케어가 제공된다.

6) 전통적인 치료에서는 환자를 돌보는 간호사나 직원의 이동이 있지만, 호스피스 케어는 환자가 집·양로원·병원에 있는 동안 환자에 대한 지속적이고 일관성 있는 케어 제공과 의료·가족문제·가족 등을 참여시킴으로써 팀을 이루어 관리한다.

7) 전통적 치료에서는 임종환자들에게 주의를 잘 기울이지 못하여 환자들이 소외되거나, 정해진 시스템에 의해 이루어져 비인격화 되는 경우, 가족은 케어에 간여하지 못하는 경우가 많지만, 호스피스 케어는 자원봉사자들의 역할이 중요시 되며 가족들도 환자케어에 참여하여

자유로운 분위기 속에서 각종 프로그램을 통한 지지와 안녕과 자아존엄의 느낌을 갖도록 격려하며 의사소통과 지지를 강조한다.

6. 호스피스 케어 프로그램의 원칙과 표준

미국호스피스협회(NHO)에서 마련한 호스피스의 표준과 원칙, 미국병원 합동평가위원회(JCAH,1986)에서 제정한 원칙과 표준 등이 있다. 다음은 JCAH에서 제정된 원칙과 표준이다.

- 환자와 가족은 호스피스 케어의 한 단위이다.
- 호스피스 케어는 전문직 팀에 의하여 이루어진다.
- 호스피스 케어는 지속적인 케어제공을 한다.
- 호스피스 케어는 가정케어를 제공한다.
- 호스피스 케어는 입원환자 케어도 제공한다.
- 호스피스 케어는 의무기록을 문서화하고 보관한다.
- 호스피스 케어는 통제기관이 있어야 한다.
- 호스피스 케어는 관리 및 행정적인 업무가 유지되어야 한다.
- 호스피스 케어는 자원이용의 재검토가 필요하다.
- 호스피스케어에 대한 질적인 보장 제도가 확립되어야 한다.

7. 호스피스 팀

1) 호스피스 케어 팀의 정의

호스피스 케어활동은 다른 건강 전달체계와는 달리 호스피스 팀을 통해 클라이언트를 돌보는 것이 특징이며 전인을 목표로 전문직과 비전문직요원이 협동하여 임종환자를 돌보는 것이다.

전문직 그룹은 포괄적인 건강관리활동으로 학제적팀(interdisciplinary team)의 개념과 전문직팀(interprofessional team)의 의미로 발전되었다. 의미는 각 개인이 모여 호스피스 팀을 구성하지만, 팀은 개인의 통합을 초월하여 클라이언트에게 지속적인 케어의 분담과 통합의 조정자 역할을 한다. 팀 구성원은 임종환자와 그 가족과 함께 돌봄의 공동체를 형성하기 위한 호스피스 철학의 적용과 헌신이 요구된다. 팀의 기능은 환자를 포괄적으로 돌보는데 있고 팀 구성은 호스피스의 철학과 생각을 공유하면서 확고한 목표와 과업을 위해 함께 활동한다. 전문직팀은 소그룹으로 구성되어 각자 다른 전문직 교육을 통한 고유한 기술을 소유하고 공동문제에 대한 일의 한계를 조직화하며, 각 구성원의 고유한 전문지식과 다른 구성원의 공헌에 대한 수용능력과 의사결정을 유도하는 중요한 역할을 한다.

2) 팀 기능에 영향을 주는 요소

(1) 조직환경

호스피스 조직은 어떻게 팀을 구성하고 관리하며 인식하는가에 따라 큰 영향을 주며 조직의 목적, 환경적·사회적 요인은 팀 구성원의 소명의식과 목적을 달성하는데 영향을 준다.

(2) 팀 구성원

팀의 전문적인 준비, 직위, 역할기대 등이 다르기 때문에 전문지식의 준비, 기능, 기술 등에 따라 역할중복의 가능성을 내포하고 그 안에서 갈등과 이해 부족이 발생할 수 있다.

(3) 환자와 가족

가족이나 환자는 의사결정과 조정에 있어서 한 부분이 되어야 하며 다른 관점에서 생각하고 볼 수 있는 능력이 있다.

3) 호스피스팀 구성원의 역할과 자격

호스피스 팀은 조정자가 팀 구성원을 조정하며 팀 구성원이 역할을 수행하도록 중재 역활과 통합되도록 한다. 전문팀의 구성 요원은 조정자, 간호사, 가정간호사, 의사, 케어복지사, 사회복지사, 영양사, 약사, 자원 봉사자, 의료기사, 심리학자, 치료사(물리치료사, 언어치료사, 음악치료사) 등이 있고, 비전문팀은 환자, 가족, 자원봉사자가 구성되어 환자의 전인적 접근이 가능하다. 〈그림 10-1〉, 〈그림 10-2〉 호스피스 케어팀은 호스피스 교육을 통하여 활동을 해야 한다.(호스피스와 죽음, 노유자 외, 1997, 재구성)

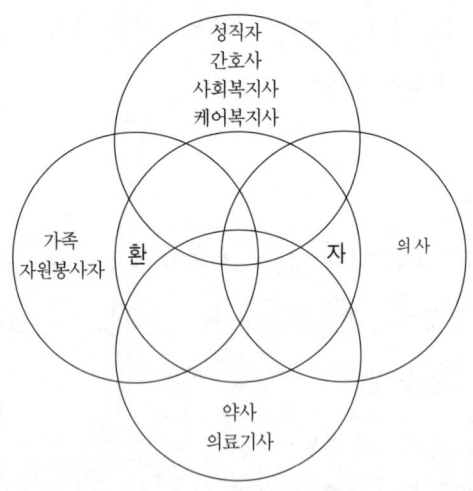

〈그림 10-1〉 구성이 잘된 호스피스 케어팀

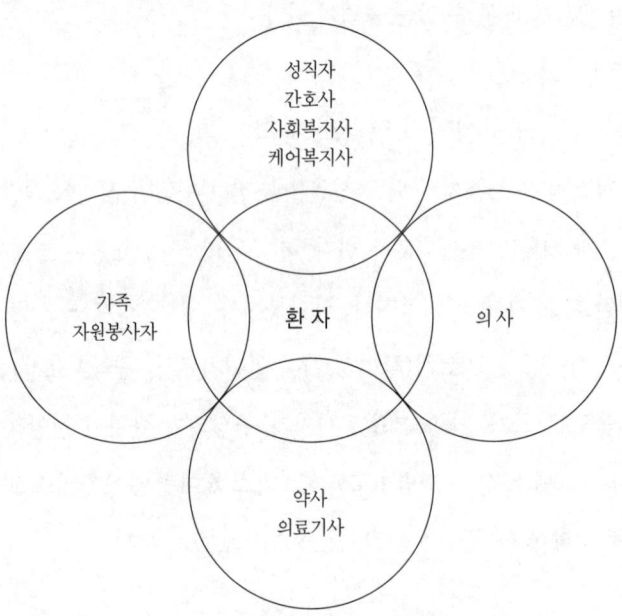

〈그림 10-2〉 구성이 잘못된 호스피스 케어팀

(1) 전문직팀

① 호스피스 조정자

호스피스 케어조정자는 다양한 케어활동의 전반적인 운영을 조정, 관리한다. 지역사회에서 호스피스를 대표하며 다른 건강전달 체계와 관계를 맺는 일을 담당하며 호스피스 케어활동을 위한 계획·평가·실행·조정한다. 또한 팀 회의를 주관하고 상담이나 호스피스 팀의 교육과 자원봉사자의 훈련 및 활동을 감독하고 조정하며 호스피스 케어도 직접 제공하여 호스피스 철학을 통합하는데 책임을 진다.

미국의 경우 호스피스 행정가의 50%가 간호사이며 다른 전문직요원으로 조정자나 책임자의 경우 별도로 훈련된 행정가로서 케어복지사, 사회복지사, 의사, 성직자 등이 역할을 담당한다.

자격은 간호사로서 대학원 교육을 받은 자, 슬픔에 대한 경험이나 증상과 통증조절에 대한 교육과 훈련을 받은 자가 바람직하며, 암 병동 간호경력 2년, 또는 전문교육을 받은 케어복지사, 사회복지사 5년 경력의 경우도 바람직하다.

② 의사

호스피스 케어 의료 책임자로서 치료적인 면보다 지지적이고 완화계획과 증상관리에 숙련가여야 한다. 호스피스 팀 회의에 참여하여 환자를 위한 적절한 제안 및 도움을 주고 호스피스 케어교육을 돕는다. 의대졸업 후 직접 건강관리체계에서 적어도 4년간의 임상경험이 있어야 한다.

③ 간호사

환자와 가족에게 기본적인 신체간호를 제공하고 통증과 증상완화를 위한 호스피스 개념과 정신을 기초로 하여 필요한 간호를 제공하고 평가하며 환자와 가족의 정서적 지지를 해준다. 가족에게 환자의 임종을 준비 할 수 있도록 정보를 제공하고 임종 후에 나타나는 위험요인을 사정하며 서비스 제공 방법을 협의하거나 예방하도록 한다. 간호조무사와 자원봉사자의 업무를 조정하고 감독하며 환자와 가족, 다른 팀 구성원 사이에서 중개역할을 담당한다. 면허 간호사로서 3년 이상의 임상경력과 말기환자를 간호한 경력이 있어야 한다.

④ 성직자 , 사목자

환자와 가족의 영적 간호 조정자의 역할을 담당하며 요구를 충족시키고 보조하며 신앙문제에 관하여 전문적인 도움과 상담을 통하여 그들이 원하는 적절한 장례예식이나 서비스를 제공하도록 지원한다. 신학, 종교학, 종교교육을 받은 자로서 건강관리 내에서 최소한 한 분기 동안 임상목회교육(CPE; Clinical Pastoral Education)을 받아야 하며 유가족 돌보는 일을 지도할 수 있어야 한다.

⑤ 사회복지사, 케어복지사

임종환자와 가족을 위해 사회단체와의 연결을 도와주며, 환자와 가족을 돕기 위한 재정적 · 법적 보험관계 등 문제의 해결과 상담자 역할을 한다. 환자와 가족과 함께 케어계획 수립을 보조하며 환자와 임종 후 유가족을 사별기간 동안 추후 지지를 해준다. 사별가족을 돌보는 프로그램에서 지도자적 역할을 하며 필요시 재가 환자를 시설로 의뢰 또는 다른 팀으로 의뢰하는 등 다른 팀과 협조를 한다. 케어복지, 사회복지 석사학위 소지자로서 지역사회자원에 대한 지식이 풍부하고 건강관리에서 복지업무와 실무지식이 풍부한 자가 바람직하며 대학원 과정 후 실무경력 3년 이상인 자가 바람직하다.

(2) 비전문직팀

① 자원봉사자 조정자

호스피스 자원봉사자 조정자는 자원봉사자를 선발, 교육, 업무배정, 감독하는 업무를 한다. 환자와 그 가족을 위한 활동이나 유가족에 관련된 일을 도와주는 호스피스 자원봉사자에게 일을 배당시키며 어려운 점을 호스피스 요원과 함께 평가하고 자원봉사자의 능력과 기술을 발휘하도록 돕는다. 자원봉사자의 업무배당과 호스피스 케어에 대한 지역사회의 활동을 계획하고 교육시킨다. 주1회 호스피스 회의에 참석하고, 월1회 자원봉사자 회의를 주관하며 호스피스 사무실의 업무 접수와 전화문의를 받고 호스피스 요원에게 소식을 전한다. 자격은 케어복지학, 사회복지학이나 간호학, 심리학, 행동학 등의 학사 학위자가 바람직하며 사회 심리적인 분야의 경력이 있거나 대화법이나 관리 면에서 감독하는 위치에서 집단 조정자로서의 경력이 있는 자, 지역사회를 위하여 봉사 경험이 있는 자가 바람직하다.

② 자원봉사자

환자를 직접 방문하여 환자와 가족을 지지하고 안심시켜 영적인 분위기를 조성하고 가족들이 환자와 좋은 이별을 하도록 돕는다. 환자를 격려하고 정서적 지지와 사회적 활동을 돕고 주선한다. 외래방문이나 외출시 동반하고 교통수단을 해결해 주기도 하며 환자와 관련된 일을 호스피스 사무실과 연락 및 보고하며 환자주변을 정리정돈하고 사무처리도 돕는다. 환자 임종후 장례식에 참석하기도 하고 필요시 사별간호를 돕는다. 월 모임이나 계속교육(continuing education)에 참여하여 재충전하고 봉사자들과 서로의 고충을 나누고 매월 활동보고서를 제출한다.

자격은 호스피스 자원봉사자교육을 이수하고 정서적으로 건강하고 성숙된 자, 1년 내에 의미 있는 상실의 경험이 없는 자, 팀 구성원으로서 업무수행과 의사소통에 능력이 있는 자, 적극적인 청취기술과 다른 이의 가치를 수용할 수 있는 자가 바람직하다.

③ 기타요원

㉠ 간호조무사

전문직 요원이나 간호사를 보조하며 그들의 전형적인 업무는 침상 목욕, 운동, 구강 간호, 식사 보조 등으로 긴 시간 동안 환자와 밀접한 관계를 맺으며 업무를 수행하게 되므로 간호에 큰 영향력을 줄 수 있다.

㉡ 치료사

물리치료사, 언어치료사, 작업치료사, 음악, 예술치료사는 환자의 신체적인 면, 의사소통, 정서적인 면을 위해 최대의 노력을 기울이며 환자에게 많은 도움을 줄 수 있고, 환자가 자신의 남은 삶을 가능한 한 충만히 살도록 돕는다.

ⓒ 영양사

환자의 영양에 대한 요구를 보조하며 질병의 단계나 정도에 의존하여 음식을 제안할 수 있고 환자가 식욕 감퇴의 상태에 있을 때 언제든지 환자의 흥미를 끌 수 있는 음식을 제안할 수 있다.

ⓔ 약사

호스피스 환자를 위해서 예외적인 투약 즉 고용량의 몰핀을 사용할 수 있다. 약사는 호스피스 팀과 연합하여 교육을 받으며 특히 최신 방법의 통증 조절과 그들의 역할을 잘 적용하여 수행하도록 하는 것은 중요한 일이다.

ⓜ 환자와 환자 가족

이들은 신체적, 정서적, 영적 요구에서 다른 누구보다 우선되어야 한다.

3) 팀 회의(Interdisciplinary Team Conference)

각 호스피스 팀은 케어할 때 상황을 논의하고 환자치료와 케어에 연관된 다양한 스트레스를 함께 나누며 팀 회의를 통해 비공식적인 지지가 이루어진다. 팀 회의를 효과적으로 운영하기 위해서는 회의를 짜임새 있고 간략한 진행방법으로 준비하며, 이 회의를 통하여 새로운 지식습득은 물론 제한된 시간을 최대한 활용하도록 한다. 회의가 길어지면 환자치료와 케어를 위한 시간이 낭비되고, 참석자의 주의산만과 스트레스를 야기하기 쉽다. 호스피스는 환자를 치료함에 있어서 환자를 중심으로 의사, 간호사, 목회자, 케어복지사, 사회복지사 및 환자가족이 서로 협력하는 인간관계(human relations)적인 팀을 구성되어야 하며 팀 회의 구성방식은 다음과 같다.

개회, 새로운 환자소개, 환자신상자료(나이, 성별, 결혼여부), 진단(diagnosis), 과거병력, 가족배경, 생활계획(living arrangements), 재정·영양·통증상태, 임상적 소견(clinical impressions), 문제, 목표, 발생된 죽음, 사별, 전체 담당건수검토 등으로 팀 회의를 진행한다.

8. 의료적 문제

한국의 호스피스는 1960연대 시작되어 오랜 세월동안 성장하여 왔으나 아직 그 유아기를 벗어나지 못한 단계라고 하여도 과언이 아닐 정도로 빠른 성장을 보이지 못했다. 호스피스가 한국에 처음 소개된 시기가 6.25전쟁 직후의 재건기여서 전 국가적으로 경제적인 어려움이 있었고, 따라서 말기환자의 삶의 질에 관심을 갖기 어려웠으리라는 것은 추정하기 어렵지 않다. 또한 호스피스 도입 시부터 종교인들과 간호사들은 관심을 가졌으나 의사들이 관심을 가지지 않아 호스피스의 발전의 폭이 좁았고 아직도 시설 호스피스나 가정 호스피스에서 의사를 구하기 어려운 것이 문제로 남아있다. 또한 동남아 각국의 예를 보면 호스피스 운동이 시작된 것이 1980연대 중반이지만, 대부분의 국가에서 시작 초기부터 제도와 법령을 먼저 제정하여 경제적인 어려움이 있는 가운데에서도 좋은 출발을 하고 있다. 그러나 우리나라에서는 이미 호스피스가 상당한 수준에 와 있고 많이 발전되어 있음에도 불구하고 법적, 제도적 받침이 없어 더 이상의 발전이 어려운 실정이다. 마약 사용자의 경우에도 마약 정책이나 사회적인 통념이 마약 중독자의 발생을 막기 위하여 마약을 규제하는 쪽으로 치우쳐 있어 필요한 마약의 종류가 부족한 실정이다. 더구나 의료인들이나 일반 환자들과 가족들이 마약중독의 두려움 때문에 암환자의 통증조절을 위한 마약 사용도 꺼리고 있으며 심지어는 어느 병원에는 병원 내규로 1일 사용 가능한 모르핀 용량의 상한선을 정해놓는 등의 눈에 보이지 않는 규제가 있어 암환자들의 통증 조절을 방해하고 있고 이의 해결을 위한 국가, 사회적 노력이 절실히 요구되고 있다.

호스피스의 제도화는 단순히 법령을 만드는 것만으로 원만히 이루어 질 수 없으며 이를 무리없이 가동할 수 있는 준비가 선결되어야 하겠다.

그 준비로는 첫째, 의사들의 적극적인 참여를 유도해야 하겠다. 그를 위해서 의학교육에 호스피스. 완화의학의 과정이 포함되어야 하고 그를 위한 교육과정이 타 직종의 교육과정과 함께 개발되었다 하겠다. 또 점차로 완화의학 전문가 과정이 의학의 한분야로 자리 잡아야 하며, 개원의사들의 시설 호스피스나 가정 호스피스에 참여를 유도할 수 있는 법적, 제도적 장치를 마련해야 하겠다.

둘째, 호스피스에 대한 보험기준이 마련되어 호스피스에 대한 보험기준이 마련되어 호스피스의 운연이 어느 정도 경제적 뒷받침을 받을 수 있어야 하겠다. 그것이 보험 재정의 손실을 가져올 것 같지만 간혹 병의 가장 말기에도 환자에게 도움이 안 되는 검사나 치료가 시행되고 있는 현실과 아울러 말기 환자들이 제도권 밖의 의료행위로 부담하는 비용까지 효과적인 대안이 될 수 있으리라고 사료되며 곡가 전체적으로는 의료비 절감에 큰 도움이 될 것이다.

셋째, 마약 사용에 있어서도 국가 주도하에 필요한 마약제제의 생산, 수

입을 독려하고 마약중독을 예방하는 캠페인에 '말기환자의 통증조절을 위한 마약성 진통제가 중독을 일으키지 않는다'는 문구를 한 마디라도 포함시켜 국민들의 마약에 대한 무조건적인 부정적 인식을 감소시킬 수 있다면, 의료인들의 교육에 의한 의료계의 태도 변화와 함께 마약성 진통제의 적절한 사용을 유도하여 말기환자들의 삶의 질은 높아질 것으로 확신하다.

따라서 우리가 만들어야 하는 호스피스 완화의학에 관련된 법은 이러한 모든 문제를 해결할 수 있고, 호스피스에 참여하는 모든 사람들이 만족할 수 있는 법이어야 한다는 점에는 의심의 여지가 없으며 이를 위해 우리 모두가 합심해야 하겠다.

저자 소개

저자 류종훈은 콘티넨탈대학교에서 사회복지학사 취득. 한국교육개발원 건강관리학사, 그리고 심리학 및 신학을 공부하고 명지대학원 사회복지학 석사, 고려대학교 정책대학원 행정학전공 석사이다. 그리고 사회복지학 박사이며 자연치유학 명예박사로 현재 한세대학교 사회복지학과에 재직 중이다. 한국정신건강상담협회 초대회장을 역임하였고, 현재 한국교정복지학회 회장으로 있다.

이세상을 살맛나는 세상으로 만들기 위하여 이땅에 가난과 질병 그리고 범죄없는 사회가 되도록 전력을 다하여 전인건강 운동을 펼치고 있다. 인간행동과 사회환경, 사회복지실천론, 사회복지실천기술론, 가족치료, 최신 정신건강론, 대체의학 개론, 케어복지 이론과 실제 등 외에 다수의 논문과 여러 책을 저술 및 강의하고 있다. 저자는 특히 신체적·정신적·사회적 전인건강에 관심을 가지고 연구하면서 우리나라 케어복지 발전에 기여하고 있으며, 영적건강을 포함한 웰빙건강 세미나에 주강사로 출강하고 있다. 또한 저자는 "품위를 갖춘 죽음"과 "폼나는 세상"을 만들기 위하여 한국웃음치유학회장으로 활동하고 있다. 또 이 세상을 웃음세상으로 변화되게 하기 위하여 웰빙건강을 주창, 웃음으로 행복한 세상을 만들어 가고자 심혈를 기울이고 있다.

저자 설영익은 삼육대학교 물리치료학과 사회복지학과를 거쳐 원광대학교 대학원 졸업하였으며, 자연치유학 박사, 사회복지학 박사이다.

경기대 대체의학대학원 경희대학교 체육대학원 대체요법과정 지도교수와 학점은행제 한국복지문화교육원, 삼육대학교 상담학과, 삼육대학교사회교육원 등에서 강의하고 있다.

저서로써 한국건강택견과 케어복지개론, 가족치료상담, 웰빙건강과 자연치유, 카이로푸락틱교본, 발관리, 조체요법, 웰빙건강과 웃음치유, 새로운 자연요법, 새로운 대체요법 등의 공저와 다수의 논문이 있다.

현재 월드 건강택견 연맹 회장과 대한정법도 이사장을 엮임하고 앞으로 동북아 평화유지재단을 설립하여 평화로운 동북아시아 건설을 위하여 노력하고 있다.

저자 박창환은 카토릭 대학원 석사과정을 졸업하고 신부로 사역하고 있으며, 성모 꽃마을 원장이며, 사회복지학 박사이다.

동아시아 최대의 말기 암 호스피스 교육시설과 환우들을 위한 병동시설을 갖추고, 암으로 인한 모든 통증을 될 수 있는 한 적게 하여 남은 여생을 가능한 한 고통 없이 편안하게 보내시도록 도와드리는 성모 꽃마을을 운영하고 있으며 이 세상에 희망과 사랑을 나누는 일을 하고 있다. 저서에 말기 암 환자들의 사목일지인 『이 목 좀 따줘』등 베스트셀러가 있다.

저자 박귀영은 경희대학교 대학원에서 사회복지학을 전공하고 사회복지사 1급이며 한영신학대학교 일반대학원에서 사회복지학박사과정 중이다. 현재 한세대학교, 한영신학대학교에 출강하고 있으며 학점은행제 한국복지문화교육원 겸임교수로 있다. 육군본부 근무원으로 국가와 민족 중흥을 위한 다각적인 활동을 하면서 군사회복지연구회 이사로 군대에서의 사회복지 실천 방법을 연구하고 있다. 저서로는 웃음치료와 정신건강, 호스피스케어실천론, 신비한 대체의학, 최신 자원봉사론이 있으며 최근 가족복지론 및 노인교육에 관한 책을 집필 중에 있다.

현재 한국웃음치료 교수협의회 사무국장이며 특히 아름다운 생애가 되도록 전인건강을 연구하고 성실하고 정직한 생명 세상이 되도록 최선을 다하고 있다. 또 행복한 세상이 되도록 기쁨으로 전인건강을 주창하고 있다.

저자 신귀화는 성모 꽃마을 운영본부장이며, 사회복지학 박사이다.

동아시아 최대의 말기 암 호스피스 교육시설인 성모 꽃 마을 운영본부장으로써 교회 사회복지, 자연요법, 대체의학, 케어복지 등을 전공하고 말기 암 환자의 호스피스 교육과 성모 꽃마을의 운영 본부장으로 눈물과 고통이 없는 참 살맛나는 세상을 만들기 위해 노력하고 있다.

호스피스케어실천론

인쇄일 2006년 10월 10일
발행일 2006년 10월 20일
지은이 류종훈, 설영익, 박창환, 박귀영, 신귀화 공저
펴낸이 장사경
펴낸곳 Grace Publisher(은혜출판사)
출판등록 제 1-618호(1988. 1. 7)
주소 서울 종로구 숭인2동 178-94
전화 (02)744-4029
FAX 744-6578

ⓒ 2006 Grace Publisher, Printed in Korea
ISBN 89-7917-757-7   03230

▶은혜기획 : • 기획에서 편집(모든 도서)까지 저렴한 가격으로 출판대행
　　　　　• 모든 인쇄(포스터, 팜플렛, 광고문) 등을 저렴한 가격으로 제작대행
　　　　(T) 744-4029, (F) 744-6578